AF462770

METHODE

DONNÉE PAR M. HELVETIUS, Conseiller d'Etat, Premier Médecin de la Reine, Inspecteur Général des Hôpitaux Militaires, Docteur Régent de la Faculté de Médecine de Paris, & de l'Académie Royale des Sciences;

Suivant laquelle les Personnes charitables doivent conduire les Pauvres Malades de la Campagne attaqués des Fiévres Intermittentes.

M. DCC LVI.

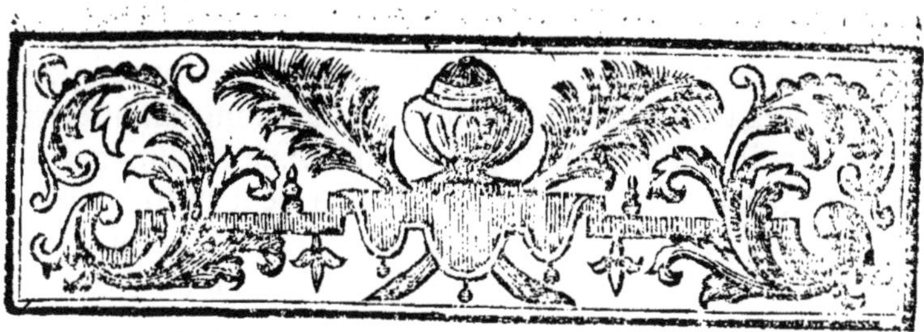

METHODE

DONNÉE PAR M. HELVETIUS Conseiller d'Etat, Premier Médecin de la Reine, &c. suivant laquelle les Personnes charitables doivent traiter les Pauvres de la Campagne attaqués de Fiévres Intermittentes.

LA Fiévre, ainsi que toutes les Maladies, a des symptômes particuliers par lesquels on la distingue. Ceux qui caractérisent la Fiévre sont, 1°. La chaleur de la peau qui est bien plus forte & plus ardente que dans l'état naturel. 2°. La fréquence & la force du battement des Artéres, pourvû que ces accidens ne dépendent de quelque cause externe, telle qu'un exercice violent, une boisson abondante de liqueurs spiritueuses, ou une violente passion de l'ame, telle que la colere, &c.

Il n'y a personne qui ne puisse distinguer, si la chaleur de la peau, la fréquence & la force du battement des artéres sont plus grandes qu'elles ne le doivent être dans l'état naturel, pourvû qu'ils y fassent un peu d'attention ; cependant si quelques-unes se méfient assez d'elles-mêmes pour craindre de s'y tromper, pour lors elles n'ont qu'à tâter en même tems l'artére de leurs poignets ou de leurs tempes, c'est-à-dire, leur pouls ou celui d'une perſonne ſaine (d'une force à peu près égale à celle du Malade) en les comparant elles connoîtront aiſément par la différence ou l'inégalité qu'elles trouveront entre la chaleur de la peau, la fréquence & la force du pouls du malade & celui de la perſonne ſaine, ſi le malade a de la Fiévre, ou s'il n'en a pas.

Nous diſtinguerons les Fiévres en deux claſſes.

Nous rangerons dans la premiere celles qui après avoir duré un certain tems ceſſent, & recommencent enſuite périodiquement à un tems marqué; on les nomme *Fiévres intermittentes.*

Nous placerons dans la ſeconde claſſe celles qui ne ceſſent point depuis le moment où le Malade en eſt attaqué, juſqu'à celui de ſa guériſon ou de ſa mort; on les appelle *Fiévres continues.*

Les Fiévres intermittentes ont différens noms, par rapport à la longueur ou à la briéveté de tems, qui eſt entre le moment où elles ont ceſſé & celui où elles recommencent.

Lorſque la Fiévre revient tous les jours, & que le tems qui eſt entre le moment où elle a ceſſé & celui où elle reparoît, eſt ſi court, que l'accès qui recommence ſuccéde preſque immédiatement à celui qui a fini, on nomme cette Fiévre *Subintrante.* On la diſtingue des Fiévres continues, parce que l'intervalle, quoique très-court, qui eſt entre chaque accès, eſt abſolument exempt de Fiévre, & que chaque accès commence par un léger friſſon, ou par une grande concentration de pouls, &c.

Lorſque la Fiévre revient tous les jours, & que l'intervalle qui eſt entre chaque accès eſt le plus long, on l'appelle *Fiévre quotidienne*; cependant, ſi l'on obſerve qu'il y ait alternativement un accès plus fort & un autre plus foible, on donne à cette Fiévre le nom de *Double Tierce.*

Si les accès de Fiévre ne reviennent que de deux

jours l'un, de maniere que le Malade ſoit vingt-quatre heures ou environ ſans Fiévre, on la nomme *Fiévre Tierce.*

Enfin la Fiévre a le nom de *Quarte*, lorſque les accès ne reviennent que le quatriéme jour, & que le Malade eſt quarante-huit heures ou environ ſans Fiévre. Elle prend le nom de *Double-quarte*, lorſque le Malade a deux jours de ſuite un accès de Fiévre chaque jour, qu'il en eſt enſuite exempt pendant vingt-quatre heures, & qu'elle reparoît après cet intervalle.

Toutes ces Fiévres reviennent périodiquement à peu près aux mêmes heures; elles commencent par un froid, ou par des baillemens, ou par des douleurs, ou par des eſpéces de laſſitudes dans les membres, ou par des maux de tête, &c. Dans ces premiers momens, le pouls eſt fréquent & concentré, c'eſt-à-dire, qu'il eſt plus petit que dans l'état naturel; le viſage eſt ordinairement plus pâle & plus froid, les ongles plus blancs, & ſouvent bleuâtres ou livides, &c.

Le tems que dure cet accident qu'on nomme le *froid ou le friſſon de la Fiévre*, eſt ordinairement aſſez court, cependant il dure quelquefois pluſieurs heures, après leſquelles la chaleur de la peau & de tout le corps devient très-conſidérable, & tous les battemens du pouls ſont très-forts.

Après que la chaleur a duré un certain tems, qui eſt plus long ou plus court, ſelon qu'une plus grande ou une moindre quantité d'humeur a paſſé dans le ſang, elle diminue peu à peu auſſi bien que la force & la fréquence du battement des artéres, la peau devient moëte & la ſueur qui ſurvient annonce la fin de l'accès.

IDÉE GÉNÉRALE DE LA CAUSE DES *Fiévres, de leurs principaux ſymptômes & de leur retour périodique.*

Toutes les Fiévres ſont toujours cauſées par des

humeurs arrêtées, &, pour ainsi dire, engorgées dans les vaisseaux capillaires lymphatiques les plus fins dans les glandes, sur-tout dans celles de l'estomach, & par des humeurs qui passent des premieres voies, c'est à-dire de la cavité de l'estomach & des intestins, dans la masse du sang.

On ne peut pas douter, que le séjour & l'engorgement de ces humeurs n'aient été premierement causés par leur épaississement & par leur défaut de fluidité; car si elles avoient conservé leur finesse & leur fluidité naturelle, elles auroient traversé leurs vaisseaux, elles se seroient filtrées par leurs glandes comme les autres humeurs, & auroient été évacuées.

L'action continuelle des solides qui environnent les glandes & les vaisseaux capillaires lymphatiques dans lesquels ces humeurs trop épaissies sont arrêtées, & la chaleur naturelle du lieu où elles séjournent, excitent nécessairement à la longue dans ces humeurs un mouvement sourd & intestin qui les corrompt, & qui en développe insensiblement les parties salines.

Celles qui sont développées passent des vaisseaux capillaires lymphatiques dans les gros vaisseaux lymphatiques, & ensuite de ceux-ci dans les vaisseaux sanguins, & souvent elles passent des premieres voies dans le sang.

Dès qu'elles y sont mêlées, elles le condensent, & diminuent par conséquent sa fermentation, sa chaleur & sa raréfaction ; or, 1°. comme la chaleur naturelle de toutes les parties dépend de celles du sang, elles deviennent d'autant plus froides, que la chaleur du sang est plus diminuée ; c'est pourquoi les Malades commencent à ressentir du froid dès que les humeurs ont passé dans le sang, & ce froid est plus ou moins long selon que la condensation du sang est plus ou moins considérable.

2°. L'élévation, ou la force du battement des arteres, est d'autant moins grande, que le cœur y pousse moins de ſang, & que celui qui eſt pouſſé occupe moins d'eſpace ; or dans le friſſon le cœur pouſſe moins de ſang dans les artéres, & celui qui y paſſe occupe d'autant moins de place, qu'il eſt plus condenſé ; ainſi le pouls doit être moins élevé, c'eſt-à-dire, plus petit que dans l'état naturel.

Dès que les humeurs, qui ont paſſé dans le ſang, ont été fort affinées par la forte action des gros vaiſſeaux, par la rapidité avec laquelle elles ſont pouſſées à travers les tortuoſités des vaiſſeaux capillaires, & par la fermentation ou l'effervcſcence naturelle du ſang, elles y excitent une fermentation ou effervcſcence beaucoup plus grande que celle dont il jouit naturellement ; ainſi ſa chaleur augmente, auſſi bien que celle de toutes les parties du corps, & le chaud de la Fiévre commence.

La chaleur du ſang & des liqueurs ne peut augmenter qu'elles ne ſoient plus raréfiées, & par conſéquent qu'elles n'occupent plus d'eſpace, d'où il ſuit qu'elles gonflent & diſtendent davantage les vaiſſeaux ; ainſi tous les vaiſſeaux ſeront plus dilatés, les battemens des artéres ſeront plus étendus, & plus élevés ; c'eſt-à-dire, que le pouls ſera beaucoup plus fort, & que toutes les parties ſolides ſeront plus tendues, & moins ſouples.

L'expérience nous apprend que la fermentation cauſée par le mélange de quelques liqueurs que ce ſoit ne dure qu'un certain tems, après lequel la nature, ou le caractere des parties de ces liqueurs eſt ſi changé, qu'elles ne ſont plus capables de cauſer, ni d'entretenir ce mouvement violent & tumultueux qu'elles ont d'abord produit, & qu'on appelle fermentation, effervcſcence, &c. Par la même raiſon, les levains qui ont cauſé dans le ſang une fermentation vive, n'étant plus capables (après un certain tems) d'y cauſer, ni d'y entretenir le même mouvement, il diminue inſenſiblement juſqu'à ce que la fermentation du ſang soit revenue au dégré de force qu'elle doit avoir naturellement.

Lorsqu'il n'y a plus d'humeurs ou de levains fiévreux dans les vaisseaux, ou lorsqu'il ne s'en développe pas une nouvelle quantité, la Fiévre ne paroît plus. On a donné à ces accès de Fiévre passagers, & qui n'ont aucune suite, le nom de *Fiévre Ephemere*, c'est-à-dire, d'une Fiévre qui ne dure qu'un jour, quoiqu'il arrive souvent qu'elle continue pendant trente-six ou quarante-huit heures.

Lorsqu'au contraire de nouveaux levains se développent & passent dans le flang après un certain espace de tems, ils le condensent de nouveau, & causent le frisson qui est suivi d'une vive chaleur, comme nous venons de l'expliquer; c'est-à dire, la Fiévre recommence.

Si ces levains sont grossiers, s'ils sont embarrassés dans une lymphe crue & fort épaissie, il leur faut plus de tems pour se développer, que lorsqu'ils sont plus déliés, & que la lymphe avec laquelle ils sont mêlés est plus fine; ainsi lorsque la lymphe est si épaissie, qu'il faut une espace de quarante-huit heures ou environ pour que de nouveaux levains fiévreux puissent se développer & passer dans le sang, la Fiévre ne reparoît que deux jours ou environ après qu'elle a cessé, & elle est *Quarte*.

Si la lymphe est moins épaissie, & qu'elle permette à ces levains de se débarrasser après vingt-quatre heures de cessation de Fiévre, ils produisent une Fiévre Tierce; ils causent des Fiévres Doubles-Tierces ou Quotidiennes, lorsqu'ils passent tous les jours dans le sang quelques heures après que l'accès précédent est cessé. La Fiévre que causent les humeurs, est subintrante lorsqu'elles passent dans le sang presqu'aussi-tôt que l'accès précédent est fini.

Enfin lorsqu'une nouvelle quantité de levains fiévreux s'est développée & passe dans le sang, avant que la fermentation qui y avoit été excitée soit entierement finie, la fiévre ne cesse point; elle diminue seulement après que la plus grande partie de ces levains a changé de caractere, & n'est plus capable d'entretenir le même mouvement qu'ils ont d'abord causé.

La fermentation ou l'effervescence qui subsiste encore dans le sang à la fin d'un redoublement de Fiévre étant encore beaucoup plus grande qu'elle ne l'est dans l'état ordinaire, elle s'oppose plus puissamment à la condensation que cause le mélange des levains fiévreux avec le sang & les autres liqueurs; ainsi l'abord, ou le nouveau mélange de ces nouveaux levains, ne fait que diminuer la fermentation fébrile qui subsistoit encore, & la trop grande raréfaction des liqueurs; mais ils ne peuvent pas les condenser assez considérablement pour causer ce froid qu'on nomme frisson: c'est par cette raison qu'il n'y en a pas dans les Fiévres continues. Il est certain cependant que le mélange de ces nouveaux levains diminue beaucoup la fermentation & la raréfaction du sang & des autres liqueurs; car la chaleur de la peau, la force & l'élévation du pouls diminuent pour lors assez considérablement, & assez subitement, ce qui fait penser à ceux qui ne sont pas Médecins que le Malade est sans Fiévre; mais ceux qui sont versés dans la pratique, observent que le pouls est pour lors plus fréquent qu'il ne le seroit, si la diminution de l'élévation de ses battemens dépendoit d'une vraie cessation de la Fiévre: de plus ils remarquent que les urines qui ont été fort colorées pendant tout l'accès, sont devenues en peu de tems claires & limpides, ce qui n'arrive pas lorsque la diminution de la chaleur & de la force du pouls dépend d'une vraie diminution de Fiévre. Dans ces cas les urines ne s'éclaircissent que par dégré, & leur couleur foncée ne diminue, pour ainsi dire, que par nuance, de maniere qu'elle ne sont claires & lympides que plusieurs heures après que la Fiévre a tout-à-fait cessé. Enfin les Malades ne se trouvent pas aussi-bien qu'ils devroient l'être, si le calme du pouls dépendoit d'une vraie cessation de la Fiévre ; nous les entendons même souvent se plaindre (dans les momens où la chaleur est fort modérée, & le pouls moins élevé) que leurs maux de tête sont augmentés, ou qu'ils ressentent plus de douleurs dans les reins, ou dans d'autres parties, &c.

Ce sont ces simptômes ou accidens qui font connoître que la diminution de la chaleur de la peau & la modération du pouls dépendent du commencement d'un redoublement de Fiévre ; ainsi quoiqu'on trouve à la fin d'un premier accès de Fiévre le pouls moins élevé, & la chaleur de la peau fort médiocre ; cependant si on observe en même tems que les battemens du pouls sont très-fréquens, que les urines sont devenues promptement claires & lympides, que le Malade ne se trouve pas bien, que ses maux de tête, de reins, &c. sont augmentés, & qu'il est fort abbattu, on devra craindre avec raison que la modération de la chaleur de la peau, & la force du pouls ne soit le commencement d'un redoublement de Fiévre.

On n'est pas long-tems dans l'incertitude, car la peau devient bien-tôt brûlante, & l'élévation & la force des battemens du pouls qui augmentent considérablement nous assurent du redoublement de la Fiévre, & nous font connoître qu'elle est continue.

Ces Fiévres se distinguent en deux classes. Nous rangerons dans la premiere celles dans lesquelles il n'y a nul viscére d'enflammé ; nous les appellerons *Fiévres continues simples.*

Nous donnerons le nom de *Fiévres inflammatoires* à celles qui sont accompagnées d'inflammation dans quelqu'un des viscéres, par exemple, dans le Poulmon, le Foye, le Cerveau, les Intestins, &c.

L'inflammation des viscéres se connoît par le dérangement de leurs fonctions, & par le lieu où le Malade ressent de la douleur.

Par exemple, lorſqu'un Malade attaqué de Fiévre a beaucoup de peine à reſpirer, qu'il touſſe, qu'il crache du ſang, qu'il reſſent une douleur vive à un des côtés de poitrine, &c. il y a lieu de penſer que le poulmon eſt menacé, ou attaqué d'inflammation.

Si un Malade ayant une douleur vive à la région du foie, eſt jaune, ſi les urines ſont fort rouges, on doit craindre que l'inflammation n'attaque le foie.

Si le Malade eſt fort abbattu, ou fort aſſoupi, s'il rêve, s'il ſe plaint d'avoir la tête lourde & peſante, ou d'y ſentir beaucoup de douleur, on doit appréhender l'inflammation du cerveau.

Enfin ſi le ventre eſt fort tendu & fort douloureux, ſi le pouls eſt petit & très-fréquent, & la chaleur de la peau ardente & ſéche, il y a tout lieu de croire que les inteſtins ſont menacés d'inflammation.

J'ai cru devoir donner d'abord une notion générale des principaux ſymptômes qui marquent le viſcére qui eſt menacé d'inflammation, afin que les perſonnes charitables qui ont ſoin des pauvres, puiſſent les connoître dès le premier accès, & qu'ils puiſſent conſulter auſſi-tôt les articles qui leur marquent la maniere dont ils doivent conduire les Malades attaqués de ces eſpéces de Fiévres.

Après avoir donné aux perſonnes qui veulent bien avoir ſoin des pauvres Malades de la Campagne, une idée générale de la cauſe des Fiévres & de leurs principaux ſymptômes, & de leur retour périodique; il convient de leur marquer la maniere dont ils doivent conduire les Malades dès le premier accès de Fiévre, & avant que le caractere de la Fiévre leur ſoit connu.

De la maniere dont on doit conduire les Malades pendant le premier accès de Fiévre.

Dans toutes les maladies de la même eſpéce, les vues générales de curation, (c'eſt-à-dire de la Méthode générale ſelon laquelle on doit les traiter) doivent être les mêmes : ainſi après avoir établi que toutes les Fiévres étoient cauſées par des humeurs arrêtées dans les glandes, dans les vaiſſeaux lymphatiques capillaires, & dans les premieres voies, il eſt aiſé de concevoir qu'on ne peut eſpérer de les guérir qu'en évacuant ces humeurs.

Mais leur évacuation ne ſe peut faire avec ſuccès, 1°. qu'on ne les ait rendu fluides ; 2°. que les pores des glandes par leſquelles elles doivent s'échapper, ne ſoient ſuffiſamment ouverts ; 3°. que les vaiſſeaux les plus fins, les glandes & toutes les parties ſolides ſoient aſſez ſouples pour pouvoir ſe dilater & ſe reſſerrer alternativement, & exprimer, pour ainſi dire, par ces mouvemens, les liqueurs qui y ſont renfermées.

En effet, tout le monde conçoit que les humeurs ne peuvent être évacuées, qu'elles ne ſoient pouſſées ſur l'embouchure des glandes par leſquelles elles doivent s'échapper, & par conſéquent qu'elles ne ſoient devenues fluides.

D'un autre côté, il eſt évident que ces humeurs ne peuvent entrer dans les glandes, ni s'en échapper, ſi l'embouchure des glandes par leſquelles ces humeurs doivent ſe filtrer, n'eſt pas ſuffiſamment ouverte, & ſi les vaiſſeaux excrétoires de ces glandes, c'eſt-à-dire, les vaiſſeaux par leſquels l'humeur filtrée doit s'écouler, ſont trop comprimés & trop retrécis.

Enfin l'on ſçait que ſi les parois des glandes & des vaiſſeaux ne peuvent ſe dilater alternativement, pour preſſer & pouſſer par des contractions réitérées les liqueurs qui y ſont contenues, elles ne pourront les traverſer.

On ne doit donc jamais tenter de procurer aucune évacuation, 1°. que l'on n'ait rendu fluide l'humeur qu'on veut évacuer ; 2°. que les embouchures des glandes & des vaiſſeaux par leſquels l'humeur doit s'écouler, ne ſoient ſuffiſamment ouvertes ; 3°. Que les parties solides, c'est-à-dire, les parois des glandes & des vaisseaux ne puissent se dilater & se contracter aisément, & qu'elles ne jouissent de ce qu'on appelle leur jeu de ressort.

Rien ne peut donner d'abord plus de fluidité aux liqueurs que la diéte & une ample boisson ; ainsi dès qu'un Malade sera attaqué d'un frisson, on supprimera toute nourriture.

Dès qu'il sera passé, on commencera à faire boire souvent au Malade de la ptisane marquée à la fin de ce Mémoire. Il ne faut point le faire boire pendant le frisson parce qu'on le rend plus long ou plus fort ; cependant si l'altération, qui tourmente pour lors fort souvent les Malades, est si forte, qu'ils ne puissent s'empêcher de boire, il faut que leur boisson soit fort chaude.

La diéte doit être très-sévére, on doit laisser passer le premier accès sans donner de bouillon au Malade, à moins qu'il ne dure plus de vingt-quatre heures, parce qu'il y a lieu de penser que le Malade a pris précédemment des alimens solides qui n'ont pu être bien digérés. C'est par la diéte, & la grande boisson qu'on peut commencer à donner de la fluidité aux humeurs.

Dès que la chaleur qui suit le frisson, la force & l'élévation du battement du pouls nous ont fait connoître que le sang fermente vivement, & que toutes les liqueurs sont fort raréfiées, nous sommes certains que tous les vaisseaux sont fort gonflés ; nous pouvons même juger du degré du gonflement des vaisseaux par la force & l'élévation plus ou moins grande des battemens du pouls.

Tout le monde sçait qu'un tuyau souple & flexible perd sa souplesse dès qu'il est rempli par quelque liqueur, & qu'il est d'autant moins souple qu'il est plus rempli & plus distendu par la liqueur qu'il renferme : il en est de même des vaisseaux de notre corps, ils font d'autant moins fouples & flexibles, qu'ils font plus gonflés par la quantité ou par la raréfaction de la liqueur qu'ils renferment ; or comme toutes les parties folides ne font qu'un affemblage ou un tiffu de vaiffeaux, il eft certain qu'elles feront d'autant plus roides & tendues, que les vaiffeaux feront plus gonflés par la raréfaction du fang & des autres liqueurs ; d'où il fuit que ces parties ne pourront fe contracter & fe refferrer auffi librement qu'elles le faifoient, & qu'il eft néceffaire pour que les liqueurs puiffent circuler aifément dans les vaiffeaux capillaires, & fur-tout dans les capillaires lymphatiques.

Le gonflement trop gros des vaiffeaux, & fur-tout des vaiffeaux fanguins, caufe encore un autre dérangement confidérable, qui eft l'interruption ou la grande diminution de toutes les fécrétions ; c'eft-à-dire, de toutes les évacuations qui fe font par les différentes glandes du corps : en effet, les vaiffeaux, & fur-tout les vaiffeaux fanguins, ne peuvent être plus gonflés & plus diftendus, qu'ils ne preffent davantage les glandes qu'ils entourent, & par conféquent qu'il ne retréciffent l'ouverture ou l'embouchure de ces glandes & la cavité de leurs vaiffeaux excrétoires, c'eft-à-dire, des vaiffeaux par lefquels l'humeur filtrée doit s'échapper.

Dès que l'ouverture de ces glandes eft retrécie, les humeurs que le fang y porte ne peuvent plus s'y filtrer; d'ailleurs dès que les vaiffeaux fécrétoires font preffés & retrécis, les humeurs qui ont paffé dans ces glandes ne peuvent s'échapper & s'évacuer ; ainfi toutes les fécrétions font interrompues ou fort diminuées, dès que les vaiffeaux font fort gonflés & tendus ; c'eft par cette raifon que les Malades ne fuent point pendant le fort de la Fiévre, qu'ils urinent peu, & que le ventre eft refferré.

Enfin lorfque la raréfaction des liqueurs gonfle confidérablement les vaiffeaux, on doit craindre que les plus foibles, tels que font les Capillaires, ne foient rompus, & qu'il n'arrive une hémorragie.

On ne peut diminuer la roideur & la tension des parties solides, rétablir & soutenir les sécrétions, & prévenir les hémorragies, qu'en diminuant promptement le gonflement trop considérable des vaisseaux, & surtout des vaisseaux sanguins. Pour y réussir, il faut évacuer promptement une partie des liqueurs qui les gonflent. La saignée étant le seul reméde qui puisse produire cet effet salutaire, on doit saigner les Malades dès que la chaleur de la peau, la force & l'élévation des battemens du pouls nous font connoître que les liqueurs sont fort raréfiées & que les vaisseaux sont fort gonflés.

On ne doit point saigner les Malades dans le frisson, & avant que la chaleur de la peau soit un peu considérable. 1°. Parce que pour lors les vaisseaux ne sont pas trop gonflés. 2°. Parce que les liqueurs étant condensées & coulant lentement, les Malades tomberoient en foiblesse avant qu'on eût pu leur tirer une quantité de sang suffisante pour prévenir le trop grand gonflement futur des vaisseaux. On ne doit pas non plus attendre la fin du redoublement pour saigner. 1°. Parce que le Malade étant fort abbattu par le redoublement, ne pourroit peut-être soutenir la saignée aussi grande qu'elle doit être. 2°. Parce qu'on interromproit la sueur qui survient pour lors. Il faudra donc, autant qu'on le pourra, saigner dans le commencement ou dans le fort du redoublement, d'autant plus que le Malade est pour lors plus en état de soutenir une suffisante évacuation de sang, & qu'outre cela cette saignée diminue ordinairement la violence & la durée de l'accès ou du redoublement de la Fiévre.

La tension des parties solides étant d'autant plus grande que la Fiévre est plus vive, & d'autant plus fâcheuse qu'elle dure plus long-tems, les sécrétions sont d'autant plus diminuées que la Fiévre est plus grande ou dure plus long-tems; ainsi les saignées doivent être d'autant plus amples que la Fiévre est plus forte, & elles doivent être réitérées d'autant plus de fois, que l'accès est plus long. On aura cependant l'attention de laisser huit ou dix heures d'intervalle entre les saignées, à moins que le premier accès ne fût extrêmement violent, ou qu'il ne fût accompagné de quelques symptômes qui fissent craindre une inflammation dans quelques-unes des viscéres. Pour lors on fera les premieres saignées à quatre, cinq ou six heures d'intervalle l'une de l'autre, suivant la violence des accidens.

On saigne du bras lorsque la Fiévre n'est accompagnée d'aucun accident, ou lorsque ces accidens menacent le poulmon, le foie, les intestins, les reins ou autres viscéres du bas-ventre : mais si ces accidens menacent la tête ; par exemple, si le Malade se plaint d'une grande douleur de tête, s'il est dès le commencement fort accablé, ou fort assoupi, s'il rêve, on le saignera du pied.

Quand même on ne remarqueroit dans les Malades aucuns de ces accidens, cependant s'il y a beaucoup de Fiévres inflammatoires du cerveau, ou de Fiévres malignes, dans les lieux où sont les Malades ou dans les environs, il faudra toujours commencer à saigner les Malades du pied dès le premier accès, parce que l'expérience nous apprend.

1°. Que presque toutes les Fiévres qui surviennent dans les lieux infectés de ces sortes de Fiévres, sont presque toutes de la même espéce.

2°. Parce qu'il n'y a nul inconvénient à saigner d'abord du pied les Malades attaqués de Fiévres intermittentes ou Fiévres simplement continues.

3°. Parce que les engorgemens des vaisseaux ne se font quelquefois que le second ou le troisiéme jour de la maladie, & qu'il est plus sage de les prévenir que d'attendre qu'ils soient formés, le succès des saignées n'étant plus pour lors si certain.

Lorsqu'une fille ou une femme qui est sur la fin de ses regles est attaquée de Fiévre, on la saignera du pied,

suppé

ſuppoſé que la Fiévre ſoit vive, quoiqu'elle n'ait nul mal de tête.

Lorſque ces Malades ſont dans le commencement ou dans le fort de leurs regles, & que la Fiévre en a interrompu le cours, il faut les ſaigner du pied, quand même la Fiévre ne ſeroit pas forte.

Quoique la Fiévre n'interrompe pas le cours des regles, cependant on ſaignera la Malade du pied, ſi la Fiévre eſt vive, ou ſi elle eſt accompagnée d'un grand mal de tête ou de beaucoup de peine à reſpirer, &c. Mais ſi la Fiévre eſt médiocre, s'il n'y a aucun accident, & ſi les regles continuent à couler ſuffiſamment, on ſuſpendra la ſaignée juſqu'à ce qu'on ſoit inſtruit du caractere de la Fiévre; car ſi elle eſt continue ou inflammatoire, il faudra ſaigner la Malade du pied; mais ſi elle eſt intermittente & médiocre, on pourra différer la ſaignée juſqu'à ce que les regles ſoient finies, en tenant la Malade à une diéte très-exacte.

Il eſt très-utile de faire prendre aux Malades pendant le cours de ce premier accès deux ou trois lavemens d'eau ſimple, afin de débarraſſer les inteſtins des matiéres qui y ſéjournent. Une ou deux heures après que le premier accès ſera fini, ou lorſqu'il ſera fort diminué, on donnera aux Malades un lavement purgatif pour évacuer les matiéres que les lavemens d'eau auront détrempées, ou qu'ils n'auront pu entraîner.

On commencera auſſi à donner aux Malades un bouillon, dès que cet accès ſera fini ou fort diminué. On fera les bouillons, comme il eſt marqué à la fin de ce Mémoire. On continuera à leur en donner un de quatre heures en quatre heures, ayant toujours ſoin de leur faire boire très-ſouvent dans l'intervalle. On obſervera ce régime juſqu'à ce que la ceſſation de la Fiévre ou ſon augmentation faſſe connoître, 1°. Si cette Fiévre eſt continue ou Intermittente. 2°. Quelle eſt l'eſpéce de Fiévre Intermittente qu'on a à traiter.

Si la Fiévre eſt continue, c'eſt-à-dire, ſi elle redouble avant que l'accès ait cessé entierement, on conduira le Malade, comme il est marqué dans le Mémoire des Fiévres Continues.

Quoique la Fiévre soit intermittente, c'est-à-dire, quoiqu'elle cesse, & que le Malade en soit parfaitement quitte après un certain espace de tems, on ne doit point cependant changer le régime, & on ne doit point permettre au Malade de prendre des alimens solides, qu'on ne sçache quel est le jour que la Fiévre doit revenir, c'est-à-dire, quelle est l'espéce de Fiévre Intermittente, dont le Malade est attaqué; par exemple, supposons qu'un Malade ait été attaqué le Dimanche matin d'un accès de Fiévre qui ait duré jusqu'au soir, & que le lendemain il ne sente aucun accident ni aucun dérangement, de sorte qu'il se croye dans une santé parfaite, on ne doit pas hazarder de lui donner le Lundi des alimens solides, dans la crainte qu'un accès de Fiévre ne reparoisse dans la journée, comme il arriveroit, si la Fiévre étoit Double-Tierce; car les alimens solides se digérent mal dans un corps plein de levains fiévreux, le chyle qui en résulte est d'un mauvais caractére, il forme de nouveaux levains, il donne plus d'épaississement à toutes les liqueurs, & allonge par conséquent la maladie.

Si malheureusement l'accès de fiévre commençoit pendant que les alimens sont encore dans l'estomach, la digestion seroit encore plus dérangée. Cet accès seroit plus long & plus fort, il seroit accompagné d'angoisses, de maux de cœur & de vomissement, sur-tout dans le frisson; le mal de tête seroit plus violent, la chaleur plus séche, plus ardente, plus insupportable; la même raison doit empêcher d'en donner le Mardi, puisque la Fiévre doit revenir ce jour même, si elle est *Tierce*; elle paroît le Mercredi, si elle est *Quarte*; ainsi on ne doit pas non plus donner ce jour-là des nourritures solides.

La même incertitude sur le tems du retour de la Fiévre doit empêcher de purger le Malade, parce que si l'accès commençoit avant que l'effet du purgatif fût fini, il l'arrêteroit & rendroit ce reméde inutile. Si l'accès de Fiévre paroissoit peu de tems après qu'on auroit pris le purgatif, non seulement ce reméde ne produiroit aucune évacuation salutaire, mais de plus il causeroit des irritations, des angoisses, ou des maux de cœur, ou des coliques, &c. Enfin cet accès seroit beaucoup plus long, plus fort & plus douloureux ; ainsi il seroit imprudent de purger le Malade, & de lui permettre de prendre des alimens solides, avant qu'on connoisse l'espéce de Fiévre Intermittente dont il est attaqué.

Le tems qu'il reste dans le régime n'est pas perdu ; on détrempe pendant cet intervalle les humeurs, on débarrasse les glandes, & on dispose par conséquent le Malade à une évacuation d'autant plus complette, & d'autant plus salutaire, que les humeurs sont plus fluides, & que les parties solides sont plus souples & plus dégorgées. Ainsi les seuls remédes qu'on doive ajouter à la diéte marquée (jusqu'à ce que l'espéce de Fiévre soit connue) sont les lavemens ; le Malade en prendra deux dans les jours qu'il n'a point de Fiévre, & on en rendra un purgatif pour débarrasser les glandes intestinales, & faciliter l'effet du prochain purgatif.

Les accès ou redoublemens de Fiévre se terminent ordinairement par une sueur considérable, & les personnes de la campagne sont dans l'habitude de couvrir beaucoup les Malades, dès qu'ils commencent à suer, d'augmenter la chaleur dans la chambre, de fermer exactement les rideaux du lit, & de donner au Malade du vin ou d'autres liqueurs spiritueuses, dans l'idée de provoquer de grandes évacuations par les sueurs. Cette pratique est pernicieuse, car on n'évacue point par ce moyen les levains fiévreux, mais on épuise beaucoup les forces du Malade, on enleve au sang & à toutes les liqueurs cette partie séreuse qui leur est si nécessaire pour entretenir leur fluidité, leur circulation & leur fécrétion; car les humeurs épaiffies par l'évaporation, pour ainfi dire, de leur férofité, ne peuvent plus couler facilement dans les vaiffeaux capillaires, & fur-tout dans les capillaires lymphatiques; ainfi elles s'y arrêtent & forment des embarras dans différentes parties. Les humeurs dépouillées de leur férofité ne peuvent fe filtrer par leurs glandes, ni s'évacuer; ainfi le fang fe trouve plus furchargé de ces humeurs nuifibles. Enfin la chaleur trop grande, le vin ou d'autres liqueurs fpiritueufes augmentant confidérablement la fermentation fébrile qui fubfifte dans les liqueurs & les raréfiant prodigieufement, le fang créve les vaiffeaux, ou fait irruption dans les vaiffeaux lymphatiques, ce qui produit des hemorragies ou des inflammations dangereufes, comme l'expérience le confirme; car elle nous apprend que des Fiévres intermittentes deviennent quelquefois continues, & que des Fiévres continues fimples deviennent fouvent inflammatoires par cette funefte conduite.

Il faut donc avoir pour régle générale 1°. De ne pas plus couvrir les Malades lorfqu'ils fuent, qu'ils ne l'étoient auparavant, à moins qu'ils ne reffentent du froid.

2°. On doit éviter que l'air de la chambre ne foit trop chaud, il fuffit qu'il foit tempéré.

3°. Il faut ouvrir de tems en tems les rideaux du lit, & y faire entrer un air nouveau pour chaffer celui qui eft infecté par la tranfpiration du Malade, qu'il ne doit pas refpirer: enfin il faut bannir la boiffon de toutes les liqueurs fpiritueufes qui ne peuvent qu'augmenter confidérablement la fermentation & la raréfaction déja trop grande de toutes les liqueurs.

La différence qu'il y a entre une Fiévre continue & une Fiévre intermittente eft fi confidérable, que la Méthode felon laquelle on doit les traiter, doit être fort différente; ainfi on ne fera pas étonné de voir ces Méthodes faire des articles féparés; mais comme les

Fiévres intermittentes ne différent ordinairement entr'elles que par la durée plus ou moins longue de l'intervalle qui est entre chaque accès ; la conduite qu'on doit tenir pour les guérir, est à peu près la même à quelque différence près ; & la Méthode selon laquelle on doit traiter ces Fiévres, pourroit être prescrite dans un même article, en marquant seulement les tems différens dans lesquels on doit placer les purgatifs & autres remédes ; cependant ces Mémoires étant faits pour des personnes qui n'ont nulle connoissance des principes de la Médecine, nous ferons un article séparé pour chaque espéce de Fiévre intermittente, dans la crainte que ces personnes ne confondent ou ne conçoivent pas clairement les légers changemens qu'il y a à faire dans le traitement de ces différentes Fiévres ; car il faudroit, pour ainsi dire, pouvoir leur marquer les heures ausquelles ils doivent donner chaque remède, de peur que la moindre incertitude ne les fasse demeurer dans l'inaction, lorsqu'il est nécessaire d'agir : outre cela, il leur seroit fort incommode de lire & relire tout un Mémoire pour trouver la maniere de traiter l'espéce de Fiévre qui se présenteroit, au lieu qu'en les mettant par articles séparés, ils trouveront d'abord dans chaque article la conduite qu'ils doivent tenir.

De la Fiévre Subintrante.

Si le Malade ressent un frisson très-peu de tems après que le premier accès est passé, ou s'il bâille souvent, ou s'il s'étend, ou si son pouls devient concentré, c'est-à-dire, plus petit & plus fréquent que dans l'état naturel, ou si les urines deviennent tout d'un coup claires & lympides, pour lors il sera certain qu'un nouvel accès de Fiévre va paroître ; & comme il commence presqu'aussi-tôt que le premier finit, cette Fiévre sera celle qu'on nomme *Subintrante*. Quoiqu'elle ſoit placée dans la Claſſe des Fiévres intermittentes, cependant comme l'intervalle qui eſt entre chaque accès eſt très-court, elle doit être traitée comme les Fiévres continues ſimples ; ainſi nous n'en ferons pas un article ſéparé.

Curation des Fiévres Quotidiennes & Doubles-Tierces, ou Méthode ſelon laquelle on doit traiter ces eſpéces de Fiévres.

Lorſque les Malades ſe ſentent attaqués de friſſon, de bâillemens, &c. quelques heures après que le premier accès eſt fini, la Fiévre dont il eſt attaqué eſt quotidienne ou double-tierce. Si ce ſecond accès de Fiévre eſt violent & accompagné d'un grand mal de tête, &c. on fera encore ſaigner le Malade, & même on réitérera la ſaignée, ſi la violence ou la durée de l'accès, ou la grandeur des accidens le demandent. Si l'accès n'eſt pas conſidérable, on ne le ſaignera pas, ſur-tout s'il a été plus d'une fois dans le premier accès, & on ſe contentera de le faire boire ſouvent, de lui faire prendre un bouillon de quatre heures en quatre heures, & de lui faire donner, pendant cet accès, un ou deux lavemens d'eau tiéde.

Nous avons dit qu'on ne pouvoit guérir les fiévres, qu'en évacuant les humeurs qui les cauſent, mais qu'on ne devoit jamais tenter leurs évacuations, 1°. Qu'on n'eût rendu les humeurs fluides; 2°. Que les embouchures des glandes & la cavité de leurs vaiſſeaux excrétoires ne fuſſent bien ouvertes; 3°. Que les parois des vaiſſeaux ne fuſſent ſouples, & que le jeu de leur reſſort ne fût rétabli.

La diéte qu'obſervent les Malades pendant les deux ou trois premiers jours de cette eſpéce de Fiévre, la grande boiſſon & les lavemens ſuffiſent ordinairement pour donner aſſez de fluidité à une partie des humeurs pour qu'elle ſoit en état d'être évacuée.

D'un autre côté, comme dans cette eſpéce de Fiévre les parties ſolides reviennent dans leur état naturel après que l'accès eſt entiérement ceſſé, elles ſont ſouples, & les glandes ſont ſuffiſamment ouvertes, ainſi rien ne s'oppoſe de la part des parties ſolides à l'évacuation des humeurs fondues & devenues fluides. On doit donc placer un purgatif à la fin du ſecond ou troiſiéme accès de Fiévre, ſuppoſé que le Malade ait fait diéte, & ait été ſuffiſamment détrempé & ſaigné dans les accès précédens; cependant avant que d'ordonner le purgatif, il faut examiner la durée de l'intervalle qui eſt entre les accès, parce qu'il faut qu'il ſoit aſſez long pour que l'effet du purgatif ſoit fini avant que l'autre accès recommence. Ainſi ſi l'intervalle qui eſt entre les accès de cette Fiévre eſt très-court, par exemple, s'il ne dure que deux ou trois heures, il faut ſuſpendre le purgatif: on s'en tiendra pour lors à une diéte ſévere, à une boiſſon abondante, à l'uſage des lavemens d'eau & à des lavemens purgatifs; on réitérera les ſaignées autant que la violence de la fiévre & la longueur des accès le demanderont, & que les forces du Malade le permettront; on continuera ce régime juſqu'à ce qu'il ait rendu plus long l'intervalle qui doit être entre chaque accès, ce qui arrive aſſez ordinairement après le quatriéme ou le cinquiéme accès.

Lorſque cet intervalle ſera de cinq ou ſix heures, pour lors on pourra donner au Malade de la poudre vomitive ou autre un vomitif, parce que l'effet des vomitifs eſt preſque fini en trois ou quatre heures; on lui fera prendre ce reméde preſqu'auſſi-tôt que l'accès eſt ceſſé, afin que ſon effet ſoit fini avant que l'autre accès recommence; il en prendra une doſe convenable à ſon âge & à ſon tempéramment, &c. comme il eſt marqué dans le Mémoire de ſon uſage.

Il eſt en général plus utile de commencer à purger les Malades attaqués de fiévre, avec un vomitif qu'avec un ſimple purgatif; car le premier évacue plus ſurement la ſaumure glaireuſe dont les glandes de l'eſtomach ſont ordinairement farcies, & la guériſon en eſt plus prompte ; ſi le Malade a vomi dans le friſſon ou dans le chaud de l'accès précédent, s'il a rendu des vers ou par haut ou par bas, pour lors le vomitif devient encore plus néceſſaire.

Lorſque l'intervalle du tems qui eſt entre les accès de Fiévre, eſt de huit ou dix heures, ou ſi le Malade a une deſcente, ou s'il n'y a nulle indication qui demande un vomitif, on peut s'en tenir à un ſimple purgatif ; ainſi on donnera au Malade une doſe convenable de la Poudre fébrifuge purgative, ſelon le Mémoire de ſon uſage. Si ce Malade eſt d'un tempérammenr très-foible, s'il a craché quelquefois du ſang, s'il a une toux ſéche, s'il a la poitrine très-délicate, on lui donnera une doſe des Pilulles purgatives univerſelles, au lieu de la Poudre fébrifuge purgative : on aura toujours l'attention de placer les purgatifs peu de tems après la fin de l'accès, afin que leur effet ſoit fini avant qu'un nouvel accès recommence.

Si l'accès ſuivant eſt violent, s'il eſt accompagné de grands maux de reins, on ſaignera le Malade dans le fort de l'accès, comme je l'ai marqué ; & s'il ſentoit des battemens conſidérables & douloureux à la tête, on feroit la ſaignée du pied plutôt qu'au bras.

Si au contraire le Malade ne reſſent aucun de ces accidens, & que l'accès ne ſoit pas violent, on le laiſſera paſſer en le faiſant boire beaucoup, &c. On ſe conduira de même pendant l'accès ſuivant, c'eſt-à-dire, qu'on ſe contentera de tenir le Malade au régime, à une ample boiſſon & à l'uſage des lavemens d'eau. Dans l'intervalle des accès on donnera au Malade un lavement purgatif.

On repurgera le Malade deux jours après qu'il l'aura été, avec une priſe de la Poudre fébrifuge, ou des Pilulles purgatives univerſelles, comme nous venons de le marquer ; il en prendra les doses convenables à son âge & son tempéramment, comme il est prescrit dans le Mémoire de leur usage.

Comme dans les Fiévres doubles-tierces il y a un accès plus fort & un plus foible ou moins long, on doit placer le purgatif à la fin de l'accès le plus foible (lorsqu'on le peut) parce que le Malade est moins abbatu, & qu'on peut diminuer par l'évacuation la violence de celui qui doit survenir.

Quoique deux ou trois prises de la Poudre fébrifuge placées de deux jours l'un, comme il est marqué, enlevent ordinairement les fiévres quotidiennes ou doubles-tierces, cependant l'on doit purger le Malade avec la même poudre trois ou quatre jours après que la fiévre a cessé.

Si la fiévre ne cessoit pas avec la troisiéme prise de cette Poudre, on en donneroit une quatriéme & même une cinquiéme prise de la même maniere.

Dans les intervalles on se conduira comme il est marqué, c'est-à dire, qu'on fera toujours boire le Malade fort souvent, qu'on lui donnera des lavemens d'eau pendant les accès, qu'on lui en donnera de purgatifs après que les accès seront finis, &c. & qu'on ne le nourrira que de bouillons, parce que la Fiévre lui revient tous les jours.

Si la Fiévre n'étoit pas guérie parfaitement après quatre ou cinq prises de la Poudre fébrifuge, pour lors on mettroit le Malade à l'usage de l'Opiat fébrifuge décrit à la fin de ce Mémoire.

Curation des Fiévres Tierces.

Dans cette Fiévre le second accès paroît vingt-quatre heures ou environ après que le précédent a fini. Il commence ordinairement comme le premier, par un frisson ou des lassitudes, &c. cet état est bientôt suivi d'une chaleur vive comme le précédent.

Si cette chaleur eſt conſidérable, ſi les battemens du pouls ſont forts, ſi l'artére paroît dure & tendue, ſi le Malade ſe plaint de grandes douleurs dans les reins ou dans les membres, &c. on le ſaignera dans le fort de ce ſecond accès.

Quoique dans cette eſpéce de Fiévre le délire, l'aſſoupiſſement, &c. qui paroiſſent dans le fort de l'accès, n'aient pas ordinairement de ſuites fâcheuſes, il eſt cependant plus prudent de ſaigner du pied dès que la tête eſt douloureuſe ou embarraſſée, d'autant plus qu'on ſoulage plus promptement & plus ſurement le Malade; mais lorſqu'il n'y a nul embarras ni douleur vive à la tête, il vaut mieux ſaigner du bras.

Si au contraire la Fiévre n'eſt pas violente, ſi le Malade n'a aucun des accidens marqués ci-deſſus, & qu'il ait été ſaigné plus d'une fois dans l'accès précédent : s'il eſt foible & abbatu ; s'il a été mal nourri, on pourra ſe diſpenſer de le faire reſſaigner : pendant cet accès il prendra du bouillon de quatre heures en quatre heures, il boira ſouvent de la ptiſane, & on lui donnera des lavemens d'eau.

L'intervalle qui eſt entre les accès de Fiévres étant aſſez long, il n'eſt pas néceſſaire de placer le purgatif preſqu'auſſi-tôt que l'accès eſt fini ; on ſe contentera de donner au Malade un lavement purgatif deux heures après la fin de l'accès, enſuite on le laiſſera repoſer & reprendre des forces pendant huit ou dix heures, en lui donnant du bouillon, & en le faiſant boire ſouvent.

Après qu'il ſe ſera repoſé pendant le tems marqué, on lui fera prendre une doſe convenable de la Poudre vomitive ſelon le Mémoire de ſon uſage. Si le Malade eſt foible & délicat, s'il eſt ſujet à des crachemens de ſang, ou à des toux ſéches, à une deſcente, ou ſi la Malade eſt groſſe, pour lors on purgera ou avec la Poudre fébrifuge purgative, ou avec les Pilulles univerſelles, qui ſont encore plus douces, ſelon le Mémoire de leur uſage.

Le Malade ne vivra ce jour-là que debouillon, & on le fera boire souvent; on lui donnera un lavement d'eau une ou deux heures avant que l'accès suivant doive reparoître; pendant le cours de ce troisiéme accès on fera observer au Malade la même conduite qu'il aura tenue dans le second; deux heures après qu'il sera fini on lui donnera un lavement purgatif, & huit ou dix heures après on le repurgera avec une dose convenable de Poudre fébrifuge, ou de Pilulles purgatives universelles, ayant toujours l'attention de placer le purgatif assez-tôt pour que son effet puisse être fini quelques heures avant que l'autre accès doive reparoître.

On continuera la même conduite, c'est-à-dire, qu'on continuera à purger le Malade de deux jours l'un, en plaçant le purgatif dans les tems où il ne doit point avoir de fiévre, jusqu'à ce qu'il soit guéri. Les Malades le sont assez souvent après la troisiéme prise de la Poudre fébrifuge purgative : en ce cas on doit avoir l'attention de les purger encore quatre ou cinq jours après que la fiévre est finie.

Si les trois prises de Poudre fébrifuge n'emportent pas la fiévre, on en donnera une quatriéme & même une cinquiéme dans les tems qu'il ne doit point avoir de fiévre, comme nous l'avons dit. Si ces cinq prises de Poudre ne faisoient pas cesser la fiévre, pour lors il faudroit avoir recours à l'Opiat de Kinkina marqué à la fin de ce Mémoire, & que l'on donneroit comme il est marqué.

Après que le Malade aura été purgé deux fois, soit avec la Poudre vomitive, ou avec la Poudre fébrifuge, ou avec les Pilulles purgatives universelles, on pourra lui donner un ou deux potages dans les jours où il ne doit point avoir de fiévre, pour soutenir ses forces; mais on ne lui en donnera pas les jours que la Fiévre doit venir.

Curation des Fiévres Quartes & double-Quartes.

Lorſque le ſecond accès de Fiévre ne paroît que quarante-huit heures ou environ après que le premier eſt fini, nous ſçavons que la Fiévre eſt Quarte ; pour lors on doit laiſſer paſſer le friſſon, comme nous l'avons dit, & obſerver enſuite le dégré de la chaleur & de l'ardeur de la peau, la force & la fréquence du pouls, &c. Si ces accidens ſont conſidérables, on ſaignera le Malade ; on fera la ſaignée du pied, s'il eſt aſſoupi, s'il rêve, ou s'il ſe plaint d'une grande douleur de tête ; ſi l'on n'obſerve aucun de ces accidens, on fera la ſaignée au bras. Si ce ſecond accès de Fiévre eſt fort long & fort violent, ou ſi le Malade n'a pas été ſaigné pendant le premier accès, on fera une ſeconde ſaignée huit ou dix heures après la premiere ; ſi au contraire l'accès n'eſt pas long, on ſe contentera d'une ſaignée : enfin le Malade ne ſera pas ſaigné pendant ce ſecond accès s'il n'eſt pas violent, s'il n'y a nul mal de tête, ou autre accident, & ſi le Malade a été ſaigné pluſieurs fois dans l'accès précédent, ou qu'il ait été mal nourri, ou qu'il ſoit foible ou abbatu.

Deux heures après que le ſecond accès ſera fini, on donnera au Malade un lavement purgatif, on continuera à lui donner des bouillons de quatre heures en quatre heures, & on lui fera boire ſouvent de la ptiſane ; on fera fondre, ſi on peut, dans chaque pinte de ptiſane deux gros de Sel admirable de Glauber, afin de diviſer les humeurs : on continuera ce régime pendant tout le jour qui ſuit l'accès, en donnant au Malade pendant ce tems deux lavemens à huit ou dix heures de diſtance l'un de l'autre : on en rendra un des deux purgatif.

Le lendemain, c'eſt-à-dire, la veille du jour où le troiſiéme accès de Fiévre doit venir, on purgera le malade avec une priſe de la Poudre vomitive convenable à ſon âge, à ſes forces, &c. ſuppoſé que la foibleſſe de son tempéramment, ou la délicatesse de sa poitrine, ou une descente, ou quelqu'autre accident n'en interdise pas l'usage. On observera pendant l'effet de ce reméde les précautions marquées dans le Mémoire de l'usage de cette Poudre. Si le vomitif est interdit par quelque raison, on se servira de la Poudre fébrifuge, ou des Pilulles universelles.

Si le troisiéme accès qui revient le lendemain est fort violent, on saignera encore le malade dans le fort de l'accès, soit du bras, soit du pied, suivant l'indication, & on lui donnera un lavement purgatif deux heures après que l'accès sera fini : huit ou dix heures après, c'est à-dire, le lendemain de ce troisiéme accès, on purgera le malade avec une prise de Poudre fébrifuge purgative. Pendant la journée il ne vivra que de bouillons, & il boira beaucoup de ptisane.

Si cette Poudre ne cause pas de trop grandes évacuations, ou que le malade ne soit pas trop abbatu, on pourra le repurger encore dès le lendemain avec la même Poudre : si au contraire les évacuations ont été fort abondantes, ou si le malade est affoibli, on le tiendra le lendemain au bouillon, à la boisson, & on lui donnera deux lavemens, dont un des deux sera purgatif.

On laissera passer le quatriéme accès sans saigner le malade, à moins que l'accès ne fût très-violent, ou que le malade n'eût un mal de tête insupportable, ou quelqu'autre accident.

Deux ou trois heures après que cet accès sera fini, on donnera au malade un lavement purgatif, & dix ou douze heures après ou environ, on le purgera avec une prise de Poudre fébrifuge purgative, ou avec les Pilulles universelles : on le purgera (de trois jours l'un) avec ces mêmes purgatifs quatre, cinq ou six fois, supposé que la Fiévre ne finisse pas plutôt ; on pourra cependant purger le malade deux jours de suite entre les accès, comme nous l'avons dit, supposé qu'il ne ſoit pas trop affoibli & trop abbatu par la purgation précédente. Pendant les jours qu'il n'aura point de fiévre, on le nourrira de bouillon & on obſervera le régime marqué ci-deſſus ; on pourra cependant lui donner un ou deux potages après qu'il aura été purgé deux fois, en plaçant ces nourritures dans les jours qu'il n'aura pas de fiévre.

Des Fiévres Double-Quartes.

Les Fiévres double-quartes doivent être traitées de la même maniere : on met d'abord le malade au bouillon, à une grande boiſſon, & on lui donne un lavement purgatif deux heures après que l'accès eſt fini : on réitere la ſaignée dans le ſecond accès, ſuppoſé qu'il ſoit violent ; on fait les ſaignées du bras ou du pied ſuivant les accidens.

On purge le malade le lendemain du ſecond accès, ſuppoſé qu'il ait été ſaigné & bien détrempé par la diéte & par la boiſſon, car ces précautions doivent toujours précéder les purgatifs ; on lui donnera la Poudre vomitive, s'il n'y a nul accident qui en interdiſe l'uſage : s'il y en a, on mettra en uſage la Poudre fébrifuge, ou les Pilulles purgatives univerſelles : on obſervera de placer les purgatifs dans les jours qu'il ne doit pas avoir de fiévre.

Lorſque le malade aura de la fiévre, on ſe contentera de le faire boire ſouvent ; on le fera ſaigner toutes les fois que les maux de tête, ou la violence de la Fiévre le demanderont, on lui donnera un lavement purgatif deux heures après la fin de chaque accès.

Le malade ſera purgé quatre ou cinq fois avec la Poudre fébrifuge purgative, ſuppoſé que la Fiévre ne céde pas plutôt ; on la fera prendre, comme nous l'avons dit, dans les jours qu'il n'a point de fiévre : ſi le malade eſt guéri par l'uſage de cette Poudre, on lui en donnera encore une priſe trois ou quatre jours après que la Fiévre ſera ceſſée.

Comme les Fiévres quartes & double-quartes ſont ſouvent accompagnées d'obſtructions invétérées dans les glandes lymphatiques du bas-ventre, ou dans les glandes du foye, elles ne cédent point quelquefois à l'uſage de cette Poudre ; pour lors on aura recours à l'uſage des Opiats fébrifuges décrits ci après, qu'on donnera comme il eſt marqué.

Lorſqu'on n'a pas vû le malade dans les premiers accès, il faut lui faire obſerver d'abord une diéte très-ſévere, lui faire deux ſaignées dans l'accès qui paroît, le faire boire beaucoup, & lui donner des lavemens : dès qu'il aura été bien détrempé, on le purgera & on placera le purgatif dans le jour qu'il ne doit point avoir de fiévre : on réitérera la ſaignée dans l'accès ſuivant, ſi la Fiévre eſt vive, & on ſuivra la Méthode preſcrite ci-deſſus pour les fiévres quartes.

Maniere de faire les Bouillons.

Prenez trois livres de rouëlle de veau, la moitié d'une volaille écorchée, faites bouillir le tout dans un pot de terre avec trois pintes d'eau (meſure de Paris) c'eſt-à-dire, ſix livres d'eau réduites à quatre livres qui font deux pintes pour cinq ou ſix bouillons.

Bouillons pour les Pauvres.

Les Bouillons pour les Pauvres ſeront faits avec le poulmon de Veau ou de Mouton, ou les iſſues, c'eſt-à-dire, les extrémités de Veau ou de Mouton bouillies dans l'eau.

Bouillons pour les Malades qui ſont dans une extrême miſere.

Prenez un demi quarteron ou tout au plus un quarteron de beurre frais, & à ſon défaut du beurre ſalé qu'on aura fait deſſaler dans l'eau, faites-le rouſſir dans une poële ou poëlon bien écuré, enſuite vous y ajouterez peu-à-peu un quarteron de fleur de farine ou de ris en poudre, remuez bien le tout avec une cuillere de bois, juſqu'à ce que la farine ou le ris ſoient rouſſis & bien cuits; enſuite vous verſerez là-deſſus deux pintes d'eau bouillante (meſure de Paris): vous ferez bouillir le tout pendant un demi-quart d'heure, puis vous le retirerez du feu, & vous le garderez dans un pot de grès.

Cette quantité peut ſervir pour quatre ou cinq bouillons : à chaque fois qu'on en donnera au malade, on remuera avec une grande cuillere une eſpece de boullie qui ſe dépoſe au fonds;on peut délayer une ou deux fois par jour un jaune d'œuf dans un de ces bouillons.

Ptiſane.

Les ptiſanes ſe feront avec du chiendent & de la regliſſe. Lorſque la ſaiſon eſt fort chaude, ou que la chaleur de la peau eſt fort ſéche & ardente, on peut jetter dans cette ptiſane quelques zeſtes de citron, ou de la racine d'ozeille, ou y écraſer quelques groſeilles rouges pour lui donner un goût aigrelet.

Les Pauvres peuvent uſer pour toute boiſſon d'eau panée, qui ſe fait en jettant une croûte de pain grillée & toute chaude dans de l'eau.

Lorſque les urines ſont fort rouges, ou qu'elles ne coulent pas proportionnément à la boiſſon, on fait fondre dans chaque pinte de ptiſane ou d'eau panée un demi-gros ou un gros de nitre purifié, ou à ſon défaut une pareille doſe de criſtal minéral.

Lavemens.

Lavemens.

Les lavemens seront faits avec une décoction de graine de lin, ou avec une décoction d'herbes émollientes, telles que la poirée, le seneçon, la mauve, la guimauve, &c. Quand on voudra rendre un lavement purgatif, on y mêlera deux ou trois onces de miel commun, ou de miel violat, &c. Les personnes qui ont les entrailles délicates, peuvent mettre à la place de miel une once de lénitif fin.

Les paysans éloignés de secours, & très-pauvres, prendront des lavemens d'eau tiéde, dans laquelle on pourra mêler un peu de vinaigre : quand on voudra les rendre purgatifs, on fera bouillir un moment dans une chopine d'eau, (mesure de Paris,) un gros & demi ou deux gros de séné, ensuite on passera le tout & on le donnera au malade.

Opiat fébrifuge.

Prenez une once de Quinquina en poudre, trois gros de sel ammoniac, incorporez le tout avec une suffisante quantité de syrop commun ou de miel, pour en faire un Opiat fébrifuge, que l'on partagera en douze prises.

Si les malades ont la peau jaune, ou si les urines sont épaisses, ou s'ils ont un sédiment pareil à de la brique pulvérisée, comme il arrive souvent ans les fiévres quartes invétérées, on ajoutera à cet Opiat une demie-once de teinture de Mars tartarisée, & on partagera toujours le tout en douze prises.

Opiat fébrifuge pour ceux qui sont très-pauvres.

Prenez des coquilles d'œufs, mettez-les en tas sur un âtre, couvrez-les de charbons bien ardens, & fa[illegible] tes-les calciner, ensuite vous séparerez avec une plume la cendre des charbons qui est tout autour en poudre, vous prendrez les coquilles d'œufs calcinées que vous mettrez en poudre dans un mortier, vous garderez cette poudre dans un lieu sec.

Prenez une once de cette poudre, trois gros de sel ammoniac, incorporez le tout avec du miel ou avec du syrop commun, partagez-le en douze prises : on y ajoutera une demi-once de teinture de Mars tartarisée. lorsque la peau des malades sera jaunâtre, ou que les urines seront briquetées.

Il ne faut jamais calciner les coquilles d'œufs dans un four, ni dans un pot, ni dans un lieu fermé, & il faut prendre garde de les trop brûler, car dans ces deux cas, elles sont trop âcres : il faut que ces coquilles restent d'un gris cendré ou blanchâtre.

Il ne faut jamais donner de cet Opiat fébrifuge que le malade n'ait été bien détrempé, qu'il n'ait été suffisamment saigné, sur-tout qu'il n'ait été bien évacué par les purgatifs.

Après que les malades auront été bien préparés & bien évacués, on leur en donne une prise à la fin d'un accès, on continue à leur en donner une de trois heures en trois heures, jour & nuit, depuis la fin d'un accès jusqu'au commencement de l'autre : ils avalent chaque prise dans du pain à chanter, & ils boivent par-dessus un verre d'eau ou de ptisane : on peut partager chaque prise en deux ou trois bols, afin qu'ils l'avalent plus aisément ; s'ils ne peuvent pas avaler l'Opiat en bol, on délaye chaque prise dans un verre d'eau, ou de ptisane : le malade prendra un bouillon une heure & demie après chaque prise.

Dès que la fiévre recommence, on suspend l'usage de l'Opiat, & on en fait reprendre au malade dès que l'accès est sur sa fin.

Après qu'un accès de fiévre a manqué, on ne donne plus de cet Opiat si souvent ; on se contente de faire prendre une prise de cet Opiat le matin à jeun; une heure & demie après il prend un bouillon, ou un potage, ou un peu de pain : il avale une seconde prise d'Opiat une heure & demie avant son dîné, qu'il fait avec des viandes unies rôties ou bouillies, & il prend la troisiéme prise une heure & demie avant son soupé, qui ne doit être que d'un léger potage : il continue ainsi pendant trois semaines, ayant soin de lui donner des lavemens dès que le ventre n'est point libre.

Les personnes qui ont la poitrine délicate & foible, boiront par-dessus chaque prise d'Opiat un verre de ptisane faite avec l'orge & la racine de guimauve ; s'ils sont à leur aise, ils useront de la ptisane de Quinquina suivante à la place de l'Opiat marqué.

Il faut toujours préférer l'Opiat fait avec le Quinquina à celui qui est composé avec des coquilles d'œufs calcinées, car l'effet du Quinquina est bien plus sûr.

Ptisane.

Prenez une once de Quinquina en poudre, un demi-septier de vin & une pinte d'eau, (mesure de Paris,) faites bouillir le tout ensemble pendant un quart d'heure ; ensuite passez-le, & le gardez dans une bouteille de verre bien bouchée ; & on le partagera en six prises.

Avertissement.

Les personnes fort délicates & riches pourront se servir de purgatifs plus doux & plus convenables à la délicatesse de leur tempérament, que ne l'est la poudre fébrifuge purgative ; ils feront bien de prendre pendant le cours de leurs fiévres deux tasses de l'apozème suivant entre chaque bouillon à une heure de distance l'une de l'autre, & dans les intervalles ils boiront plusieurs fois de la ptisane. Ces apozêmes divisent & attenuent les levains de la fiévre, ils facilitent leur évacuation, ſoit par la tranſpiration, ſoit par les urines, & rendent l'effet des lavemens & des purgatifs beaucoup plus conſidérables, & plus ſalutaires.

J'exhorte les perſonnes riches à ne pas arrêter tout d'un coup leur fiévre en prenant du Quinquina immédiatement après le premier accès; ils feroient beaucoup mieux de ſe purger deux ou trois fois avant que de commencer le Quinquina, & de ſouffrir deux ou trois accès de fiévre. Le Quinquina agit enſuite plus promptement, & les malades ne ſont pas ſujets à des retours de fiévres prochains; car les mouvemens violens qu'il y a dans le ſang pendant un accès de fiévre, briſent & diviſent les levains de fiévre trop groſſiers, qui ſéjournent dans les glandes & dans les vaiſſeaux lymphatiques capillaires, & en évacuent une partie par les ſueurs, ou par les urines, & ils diſpoſent les autres à être plus facilement évacués par les purgatifs & par le Quinquina.

Ce dernier reméde n'agit point, comme on le penſe, en fixant l'humeur de la fiévre; il la diviſe, & l'évacue par la tranſpiration; c'eſt par cette raiſon que je n'approuve point la méthode de prendre le Quinquina, même purgatif, immédiatement après le premier ou le ſecond accès de fiévre intermittente, parce que les levains de la fiévre ne ſont pas aſſez détrempés pour que le Quinquina puiſſe les évacuer par la tranſpiration, c'eſt-à-dire, pour qu'il puiſſe les faire paſſer par les glandes de la peau; cependant le déſir ardent qu'ont les malades de n'avoir plus la fiévre, & la complaiſance de bien des Médecins ont établi cette méthode, de maniere qu'on ſe trouve ſouvent forcé par les perſonnes riches à les mettre promptement à l'uſage du Quinquina.

Lorſqu'on a été obligé de prendre ce parti, il faut continuer l'uſage du Quinquina pendant un mois, ou cinq ſemaines, & en faire prendre quatre fois par jour pendant les premiers quinze jours, & par la ſuite trois fois; car si pour lors le Quinquina n'est pas continué fort long tems & à forte dose, il ne détruit pas, & n'évacue pas en entier les levains de la fiévre, & elle recommence quelque temps après; ce qui a fait croire à ceux qui ne sont point Médecins, que le Quinquina ne faisoit que fixer l'humeur.

Le Quinquina donné à une ou deux prises par jour n'est point fébrifuge; la dose est trop foible pour qu'elle puisse évacuer les levains fiévreux, & les faire sortir par les glandes de la peau: on ne peut les regarder dans cette dose que comme bon stomachique qui soutient les digestions, & empêche que le chyle ne soit d'un mauvais caractere; c'est pourquoi je pense qu'il faut toujours donner au moins trois prises de Quinquina par jour.

On fera même fort bien d'y joindre dans le commencement de son usage quelques sels alkalis, tels que ceux d'Absinthe, de petite Centaurée, &c. ou quelques sels neutres, tel que le sel ammoniac, le sel admirable de Glauber, le Tartre vitriolé, afin de fondre & diviser plus puissamment les levains de fiévre trop épaissis, & de fortifier l'action de ce fébrifuge.

On pourroit encore ajouter beaucoup d'observations sur l'usage du Quinquina; mais comme ces Mémoires ne sont faits que pour l'instruction des personnes charitables qui prennent soin des pauvres malades de la campagne, ou pour leur propre soulagement, lorsqu'elles ne sont point à portée d'avoir des Médecins, j'ai cru ne devoir point entrer dans de trop grands détails qui ne peuvent être utiles qu'aux étudians en Médecine, pour lesquels nous donnerons dans la suite un Traité des Fiévres beaucoup plus exact & plus instructif.

Apozême.

Prenez feuilles de Bourroche, de Buglose, & de Scolopendre hachées menues, faites-les bouillir un moment dans un pot de terre avec une pinte d'eau, (mesure de Paris,) ensuite on le passera, on y fera fondre deux ou trois gros de sel admirable de Glauber, ou même une demi-once selon la force & le tempérament du malade.

METHODE

SUIVANT LAQUELLE LES personnes charitables doivent traiter les Pauvres de la campagne attaqués de Fiévres continues simples.

NOUS avons dit qu'on nommoit fiévres continues, celles qui ne cessoient point depuis le commencement de la maladie jusqu'à sa fin; qu'on les distinguoit en deux classes; qu'on plaçoit dans la premiere celles qui n'étoient pas accompagnées d'inflammation, & qu'on les appelloit *Fiévres continues simples*: qu'on rangeoit dans la seconde classe celles dans lesquelles quelque partie étoit enflammée, & qu'on leur donnoit le nom de *Fiévres continues inflammatoires*. Nous commencerons par la curation des fiévres continues simples.

Les vûes ou indications générales qu'on doit avoir pour la curation de ces fiévres, ne doivent pas être différentes de celles qu'on a pour guérir les fiévres intermittentes, puisqu'elles dépendent de la même cause générale, c'est-à-dire, des levains, ou humeurs renfermées dans les glandes, dans les vaisseaux lymphatiques les plus fins, dans la cavité de l'estomach, & dans celle des intestins.

On ne peut guérir ces fiévres qu'en évacuant ces

levains, puiſqu'ils en ſont la cauſe; mais on ne doit jamais en tenter l'évacuation, comme nous l'avons dit;

1°. Qu'on n'ait rendu les humeurs fluides. 2°. Qu'on n'ait diminué la tenſion de toutes les parties ſolides. 3°. Que l'embouchure des glandes, & la cavité de leurs vaiſſeaux ſécrétoires ne ſoient ſuffiſamment ouverts, pour que les humeurs puiſſent y paſſer, & s'évacuer.

Les moyens pour remplir ces indications, ſont les mêmes que ceux dont on ſe ſert dans les fiévres intermittentes: on donne de la fluidité aux humeurs par la diette & la grande boiſſon des ptiſanes convenables. On rend de la ſoupleſſe aux parties ſolides, & l'on ouvre les glandes en diminuant le gonflement des vaiſſeaux par la ſaignée.

Après que les accès des fiévres intermittentes ſont finis, la raréfaction du ſang & le gonflement des vaiſſeaux ſe diſſipent, les parties ſolides reviennent dans leur ſoupleſſe naturelle, & l'ouverture des glandes & de leurs vaiſſeaux excrétoires eſt rétablie dans l'état ordinaire; ainſi rien ne s'oppoſe pour lors de la part des ſolides à l'évacuation des humeurs: mais dans les fiévres continues, la fermentation fébrile ſubſiſtant toujours, le ſang eſt toujours plus raréfié que dans l'état naturel, les vaiſſeaux ſont toujours plus gonflés; ainſi les parties ſolides ſont toujours plus tendues, & l'embouchure des glandes, & la cavité de leurs vaiſſeaux excrétoires ſont toujours plus comprimées, & plus retrécies qu'elles ne doivent l'être: or comme on ne peut donner de la ſoupleſſe aux parties ſolides, ni ouvrir les glandes, qu'en diminuant le gonflement des vaiſſeaux, & qu'on ne peut y réuſſir, qu'en évacuant une partie de la liqueur trop raréfiée qui les gonfle, il faut répéter plus fréquemment les ſaignées dans les fiévres continues, que dans les fiévres intermittentes.

On continuera (dans le redoublement de la fiévre qui ſuccede au premier accès) à donner de la fluidité aux humeurs par la diette & par une grande boiſſon. On ne donnera aux malades des bouillons que de quatres heures en quatre heures, on leur fera boire ſouvent de la ptiſane ; on fera bien (ſi l'on peut) de leur donner entre deux bouillons, deux verres d'une ſeconde ptiſane qu'on nommera Apozème, pour la diſtinguer de la boiſſon ordinaire ; car comme la ptiſane ordinaire devant être fort légere & fort aqueuſe, elle ne pénétre pas aiſément les humeurs graſſes & épaiſſies, il faut avoir recours à une boiſſon plus pénétrante, qui ne puiſſe pas cependant trop augmenter le mouvement du ſang qui n'eſt que trop vif : c'eſt pourquoi on mettra en uſage une décoction de Bourroche & de Buglose, dont les malades boiront deux grandes taſſées entre deux bouillons ; ils boiront outre cela entre les bouillons quatre ou cinq verres de ptiſane ordinaire.

Dès que la chaleur de ce ſecond redoublement ſera un peu forte, on ſaignera le malade à un des bras, à moins qu'un grand mal de tête, ou un aſſoupiſſement, ou un autre accident ne demandât une ſaignée du pied ; la ſaignée doit être proportionnée à l'âge, aux forces, au tempérament du malade, & à la violence de la fiévre & des accidens qui ſe préſenteront.

Trois ou quatre heures après cette ſaignée, on donnera au malade un lavement d'eau ; & cinq ou ſix heures après, on le reſſaignera, ſi la vivacité de la fiévre n'eſt pas fort diminuée.

Deux heures après que le redoublement ſera diminué, ou deux heures après que la ſueur (qui ſurvient ordinairement à la fin des redoublemens) ſera paſſée, on donnera au malade un lavement purgatif, & on le fera boire beaucoup pendant tout l'intervalle qui eſt entre les redoublemens.

Si le troiſiéme redoublement eſt vif, on ſaignera encore le malade, & même on fera une ſeconde ſaignée huit ou dix heures après la premiere, ſi la vivacité, ou la longueur du redoublement le demande : on donnera dans le redoublement un ou deux lavemens d'eau ; on fera boire beaucoup le malade, on lui donnera deux prises d'apozème entre deux bouillons, & on lui fera prendre un lavement purgatif deux heures ou environ après que le redoublement sera diminué, ou que la sueur sera finie.

On continuera toujours la même conduite jusqu'à ce que les humeurs soient devenues fluides, & que la tension & la roideur des parties solides soient diminuées.

Tous les symptômes ou signes qui marquent le rétablissement des sécrétions, (c'est-à-dire, de la filtration des humeurs par les glandes,) annoncent la fluidité des humeurs & la souplesse des parties solides : car nous avons fait connoître que les humeurs ne pouvoient se filtrer par leurs glandes, tant qu'elles étoient trop épaissies, & que l'embouchure des glandes & la cavité de leurs vaisseaux excrétoires étoient trop resserrées, tant que les vaisseaux, ou les parties solides qui les entourent, étoient trop tendues & gonflées.

Entre les différens symptômes qui peuvent indiquer le rétablissement des sécrétions, les principaux & les plus sensibles sont, 1°. Une plus grande humidité de la langue, & une diminution marquée dans l'ardeur & la sécheresse de la peau (comparée avec ce qu'elles étoient dans le redoublement.) En effet la langue ne peut être plus humide, ni la peau moins séche & moins ardente, que la salive & l'humeur de la transpiration ne soient moins épaissies, qu'elles ne se séparent plus abondamment & plus aisément par les glandes de la langue & de la peau, & par conséquent que ces glandes ne soient moins comprimées & moins resserrées par les parties qui les entourent.

2°. Le second symptôme est le changement qui arrive dans les urines. Elles sont claires & peu colorées, lorsque l'épaississement des humeurs est considérable,

& que la cavité des glandes, ou de leurs vaisseaux excrétoires est fort rétrécie. 1°. Lorsqu'elles deviennent plus colorées. 2°. Lorsqu'on y remarque une espece de matiere mucilagineuse ou glaireuse fort legere, transparente, suspendue en forme de petits nuages, ou déposée au fond d'un verre, & lorsque les urines claires deviennent troubles, sans être d'un jaune foncé ou rougeâtre; pour lors il est certain qu'une partie des humeurs est devenue assez fluide pour être portée avec l'urine sur les glandes des reins, & que ces glandes sont assez ouvertes pour donner passage à des parties plus grossieres que celles qui y passoient auparavant.

3°. Lorsque le ventre sera souple, il sera évident que tous les visceres renfermés dans cette cavité seront moins gonflés, & que les humeurs contenues dans la cavité desi ntestins sont moins raréfiées.

4°. Enfin celui de tous les symptômes qui annonce le plus clairement le commencement de la souplesse des parties solides & de la liberté des glandes, est le caractere des évacuations que procurent les lavemens, ou de celles qui arrivent naturellement & sans ce secours, lorsqu'elles seront jaunâtres ou brunes sans être noires, & qu'elles auront la consistance d'une purée, ou claire ou épaisse; pour lors on ne pourra pas douter que la bile, le suc pancréatique, & les autres humeurs qui se filtrent par les glandes des visceres du bas ventre, ne soient moins épaissies, & que les glandes de tous ces visceres, & sur-tout celles des intestins, ne soient suffisamment ouvertes, pour que les différentes humeurs qui s'y présentent puissent y passer & être évacuées.

On connoîtra donc par les signes ou symptômes marqués ci-dessus, & sur-tout par le caractere bilieux des évacuations du bas ventre, qu'une partie des humeurs épaissies est devenue plus fluide, que les parties solides sont plus souples, & que les glandes, & sur-tout celles des intestins, sont assez ouvertes, pour que les humeurs puissent y passer aisément.

Or, comme le séjour des humeurs dans le sang peut augmenter & allonger les redoublemens, & qu'il peut produire différens autres désordres, il ne faut pas différer de les évacuer, dès que les symptômes marqués ci-dessus nous indiquent qu'elles sont assez fluides, & les parties solides assez souples: mais tant qu'on n'observera pas plusieurs des signes marqués ci-dessus, & sur-tout tant qu'on ne verra pas des matieres bilieuses & fondues dans les évacuations du bas-ventre, il ne faut pas hazarder un purgatif qui produiroit nécessairement des accidens très-considérables, & souvent funestes; ainsi on se contentera de tenir les malades à la diette, de les faire boire beaucoup, de leur faire donner des lavemens, & de les faire saigner autant que la vivacité de la fiévre l'exigera, jusqu'à ce qu'on remarque plusieurs des signes de coction marqués ci dessus, c'est-à-dire, jusqu'à ce qu'on remarque plusieurs des symptômes qui annoncent un commencement de fonte dans les humeurs, & de souplesse dans les parties solides.

Ces symptômes paroissent plus ou moins promptement; ils se manifestent quelquefois après le troisiéme redoublement: mais ils ne paroissent le plus souvent qu'après le cinquiéme ou le septiéme.

Lorsque les signes qui indiquent un commencement de fonte dans les humeurs, & de souplesse dans les parties, ont fait connoître qu'il est tems de purger les malades, pour lors on examinera, 1°. Si la fiévre qui subsiste entre les redoublemens, n'est pas encore trop vive, pour qu'on puisse placer un purgatif. 2°. Si l'intervalle qui est entre la fin d'un redoublement & le commencement de l'autre, n'est pas trop court, pour que l'effet du purgatif puisse être fini avant que le redoublement recommence. Si cet intervalle n'étoit que de trois ou quatre heures, ou si la fiévre qui subsiste entre les redoublemens est vive, on continuera le régime marqué ci-dessus, en saignant les malades toutes les fois que la violence de la fiévre l'exigera ; si au contraire la fiévre qui subsiste dans l intervalle des redoublemens est médiocre, si cet intervalle est de cinq ou six heures, on commencera par faire vomir les malades ; 1°. Parce que l'effet de ce reméde est plutôt fini ; 2°. Parce qu'il évacue plus parfaitement les humeurs renfermées dans la cavité de l'estomach & dans les glandes de ce viscere ; ainsi on donnera d'abord une prise de la Poudre vomitive à la dose marquée dans le Mémoire de son usage, & avec les précautions qui y sont prescrites : on la placera peu de tems après que le redoublement & la sueur seront finis, afin que ce reméde puisse avoir produit son effet avant que le redoublement suivant recommence : si le redoublement qui suit le purgatif est violent, on saignera encore le malade, & on continuera à lui donner des bouillons, de la ptisane & des apozêmes, comme l est marqué ; s'il n'est pas considérable, & s'il n'est point accompagné d'accident qui fasse craindre une inflammation dans quelques uns des visceres, on ne saignera pas le malade, sur-tout si ce sont des pauvres & des paysans ; car le sang & les liqueurs de ceux qui ne sont pas nourris d'alimens succulens, ou qui boivent peu de vin ou d'autres liqueurs spiritueuses, se raréfient moins ; ainsi ces malades ont moins besoin de saignées que les autres.

On fera prendre aux malades pendant ce redoublement un ou deux lavemens d'eau, pour emporter les humeurs dont l'évacuation a pû être suspendue par le redoublement, lesquelles en fermentant dans les intestins augmentent la fiévre, & agitent le malade ; lorsque ce redoublement sera fini, on donnera au malade un lavement purgatif.

Pendant le redoublement suivant, on continuera l'uſage des bouillons, de la ptiſane, des apozèmes & des lavemens, comme il eſt marqué ; mais on ne ſaignera pas le malade, à moins que la vivacité de la fiévre ou quelqu'autre accident ne rende la ſaignée néceſſaire : par cette conduite on fera une nouvelle fonte dans les humeurs qui étoient reſtées épaiſſies ; ainſi dès que ce redoublement ſera fini, on purgera le malade pour évacuer ces humeurs.

On lui donnera encore une priſe de Poudre vomitive, s'il a eu des envies de vomir depuis le dernier vomitif, ou s'il a vomi de la bile, ou des vers.

Si au contraire l'eſtomach paroît avoir été débarraſſé par le vomitif, on le purgera avec une priſe de la Poudre fébrifuge purgative, ou avec une priſe de Pilulles univerſelles purgatives, ſelon ce qui eſt marqué dans le Mémoire de leurs uſages.

On continuera le lendemain à ſoutenir la fonte des humeurs, & à entretenir ou augmenter la ſoupleſſe des parties ſolides, en tenant les malades au bouillon, en leur faiſant boire beaucoup de ptiſane, en leur donnant deux priſes d'apozème entre chaque bouillon, & en leur faiſant prendre un ou deux lavemens d'eau pendant le redoublement.

A la fin du redoublement on purgera le malade avec la Poudre fébrifuge, ou avec les Pilulles purgatives.

Quoique ces fiévres ſoient continues, il y a cependant preſque toujours un redoublement plus fort, & un autre plus foible : on placera, autant qu'il ſera poſſible, le purgatif à la fin du redoublement le plus foible, 1°. Parce que le malade étant moins abbatu ſoutient mieux l'effet du Purgatif. 2°. Parce qu'on peut diminuer par l'évacuation la vivacité du redoublement ſuivant.

On continuera à purger les malades de deux jours l'un, comme il eſt marqué, juſqu'à ce que la fiévre ait ceſſé, ou ſoit fort diminuée ; & dans l'intervalle d'une purgation à l'autre, on obſervera la conduite preſcrite ci-deſſus.

La diminution ou la ceſſation de ces ſortes de fiévres arrive quelquefois après le ſeptiéme jour ; mais pour l'ordinaire ces fiévres durent juſqu'au quatorze, & quelquefois même elles s'étendent juſqu'au vingt-un.

Si après avoir purgé cinq ou ſix fois le malade, il reſtoit encore un peu de fiévre marquée par des redoublemens qui paruſſent aux mêmes heures ou environ, & que ces redoublemens ne fuſſent pas violens, pour lors on feroit prendre aux malades de l'Opiat fébrifuge, ou de la ptiſane fébrifuge, comme il eſt marqué à la fin de ce Mémoire : mais il ne faut jamais donner ces remédes dans les fiévres continues, ni dans les fiévres ſubintrantes, que le malade n'ait été bien évacué par les ſaignées & par les purgatifs ; que les redoublemens de fiévres ne ſoient fort médiocres, & que la maladie ne ſoit ſur ſa fin. Lorſqu'on met trop tôt en uſage le Quinquina, il ſupprime les évacuations, il tend le ventre, & augmente la fiévre.

Si les malades rendent des vers, ou par en haut, ou par en bas, & qu'ils n'aient pas de dévoyement, pour lors on leur fera uſer pour boiſſon ordinaire de la ptiſane marquée à la fin de ce Mémoire, & on fera fondre dans chaque bouillon, ou dans chaque priſe d'apozème deux grains de ſel d'abſynthe : on ceſſera de leur en donner après qu'ils auront été deux jours ſans rendre de vers.

S'ils ont en même tems du dévoyement, on les traitera comme il eſt marqué ci-après. On a donné à ces fiévres le nom de Fiévres Vermineuſes, &c. Mais comme on doit les traiter de même que les fiévres continues ſimples, à l'exception des différences marquées ci-deſſus, nous n'avons pas cru devoir en faire un article ſéparé.

Lorſque les fiévres continues ſimples ſont accompagnées de dévoyement, il faut bien examiner le caractere des humeurs : ſi elles ſont bilieuſes & humorales, telles qu'une purée, il n'y a rien à changer dans toute la conduite que j'ai marquée, excepté qu'il faudra ſupprimer les apozèmes, les lavemens purgatifs, & s'en tenir aux lavemens adouciſſans marqués à la fin de ce Mémoire. Cette eſpece de dévoyement eſt ſalutaire, & ne dure pas : il ne doit point empêcher qu'on ne ſaigne les malades dans le commencement autant de fois que la grandeur de la fiévre l'exigera.

Si les matieres que rendent les malades ſont fort glaireuſes, qu'ils ſe plaignent de vives douleurs dans les inteſtins, on traitera cette fiévre comme une diſſenterie accompagnée de fiévre continue ; ainſi on ſuivra la conduite marquée dans le Mémoire de cette maladie.

Si au contraire les matieres que rendent les malades ſont très-ſéreuſes, pareilles à une ſéroſité jaunâtre ou verdâtre, dans laquelle on voie nager quelques glaires hachés ; ou ſi l'on remarque au fond de cette ſéroſité quelques humeurs ſans liaiſon, & pareilles à une eſpece de terre délayée brune, ou verdâtre, ou blanchâtre, pour lors on leur donnera dès le commencement, des bouillons & des ptiſanes différentes qui ſeront marquées à la fin de ce Mémoire ; car quoiqu'il ne faille pas arrêter trop bruſquement ce dévoyement, il eſt pourtant néceſſaire de le modérer par l'uſage des bouillons, des ptiſanes, & des lavemens convenables, parce que ces évacuations ſéreuſes dépouilleroient le ſang d'une ſi grande ſéroſité, qu'il ne pourroit circuler dans les vaiſſeaux capillaires, & que les ſécrétions ſeroient fort imparfaites.

Ce dévoyement ne doit point empêcher qu'on ne ſaigne le malade dès le commencement, proportionnément à la violence de la fiévre, mais il faut mettre plus de diſtance entre chaque ſaignée ; & comme il affoiblit beaucoup les malades, on doit ménager les ſaignées dans la ſuite de la maladie, & n'en faire qu'autant qu'on y eſt forcé par la violence de la fiévre, ou d'autres accidens.

Si après vingt-quatre heures de l'uſage des bouillons, des ptiſanes & des lavemens capables de modérer le dévoyement, il ne ſe trouve pas fort diminué, on fera prendre aux malades avant chaque bouillon, trente-ſix grains de craye de Briançon en poudre délayée dans trois ou quatre cuillerées de bouillon ; & s'ils rendent des vers, on mêlera deux grains de ſel d'Abſynthe.

Comme cet accident dépend pour l'ordinaire des humeurs contenues dans les premieres voies, qui corrompent & alterent tous les alimens, les boiſſons, &c. on peut placer les purgatifs plutôt que dans les fiévres dans leſquelles le ventre eſt ſerré ; ainſi on purgera le malade après le troiſiéme, ou tout au plus tard après le quatriéme redoublement : il faut commencer par le faire vomir ; mais il faut préférer dans ce cas l'Hipécacuanha à la Poudre vomitive ; ainſi on leur en donnera une priſe ſelon qu'il eſt marqué dans le Mémoire de ſon uſage.

Deux jours après on leur en donnera une ſeconde priſe de la même maniere, ſi le dévoyement ſubſiſte. Dans l'intervalle on nourrira les malades de bouillons, en leur faiſant toujours avaler avant chaque bouillon une priſe de craye de Briançon, comme nous l'avons dit ; ils boiront toujours de la même ptiſane, & ils uſeront des mêmes lavemens.

Si après la ſeconde priſe d'Hipécacuanha le dévoyement ſubſiſte, & reſte toujours du même caractere, on donnera avant chaque bouillon, vingt-quatre ou trente-ſix grains de corne de Cerf calcinée, ou d'os de Bœuf calcinés, au lieu de la craye de Briançon, & s'ils rendent des vers, on y ajoutera deux grains de ſel d'Abſynthe à chaque fois ; on fera outre cela bouillir un gros & demi de corne de Cerf, ou d'os de Bœuf calcinés

calcinés dans chaque pinte de leur ptiſane.

Dès que le dévoyement commencera à diminuer, on purgera le Malade de deux jours l'un, ou avec le ſyrop magiſtral ou avec le Catholicon double, ou avec la décoction de Rhubarbe marquée à la fin de ce Mémoire, & on continuera de le purger ainſi, & à ſuivre la conduite marquée ci-deſſus, juſqu'à ce que la fiévre & le dévoyement ſoient ceſſés.

Si au contraire le dévoyement ceſſe après la premiere ou ſeconde priſe d'hypecacuanha, pour lors on purgera le Malade de deux jours l'un, avec les Pilulles purgatives, ſelon le Mémoire de leur uſage : on ne leur donnera plus de craye de Briançon, ni de corne de Cerf calcinée, & les bouillons ſeront faits à l'ordinaire ; mais on continuera toujours la ptiſane marquée pour le dévoyement, & on ne leur donnera que des lavemens adouciſſans, à moins que le ventre ne devienne trop ſerré : pour lors on fera les lavemens à l'ordinaire, & on en rendra quelques-uns purgatifs, s'il eſt néceſſaire. On donne ſouvent à ces fiévres le nom de fiévres putrides, ſur-tout lorſque les matiéres du dévoyement ont une odeur très-forte ; mais ce ne ſont réellement que des fiévres continues ſimples; ainſi nous n'avons pas cru néceſſaire d'en faire un article ſéparé.

Quoique j'aie marqué qu'on ne doit pas purger les Malades, que les humeurs n'aient été bien détrempées, que les parties ſolides ne ſoient détendues, & qu'on ne voye un commencement de fonte dans les évacuations que produiſent les lavemens : cependant ſi la fiévre étoit ſurvenue immédiatement après un grand repas ; ſi les Malades ont pris des alimens ſolides depuis qu'ils ont eu la fiévre ; s'ils ont vomi daus leur friſſon des humeurs verdâtres, ou brunes ; s'ils ont de fréquentes envies de vomir lorſqu'ils boivent de la ptiſane, &c. pour lors il ne faut pas différer ſi long-tems à placer le vomitif, & on pourra leur donner de la poudre vomitive à la fin du premier, ou du ſecond redoublement, ſuppoſé que la fiévre ne ſoit pas trop forte : on fera cependant toujours précéder une diéte très-ſévere, bien de la boiſſon, des lavemens, & une ou deux ſaignées.

Lorſqu'on n'a pas été averti dès le commencement de la maladie, & que le Malade n'a pas obſervé une diéte exacte, on ne lui donnera que deux ou trois bouillons dans les premieres vingt-quatre heures ; & s'il n'a pas été ſaigné, on fera les premieres ſaignées plus près les unes des autres, c'eſt-à-dire, à ſix ou ſept heures d'intervalle, pour réparer le tems qui a été perdu, & empêcher que la fiévre ne devienne inflammatoire ; on ſuivra du reſte ce que nous avons propoſé.

Manieres de faire les bouillons.

Prenez trois livres de rouelle de Veau, la moitié d'une volaille, faites bouillir le tout dans un pot de terre avec trois pintes d'eau, (meſure de Paris,) c'eſt-à-dire, avec ſix livres d'eau réduites à quatre, c'eſt-à-dire, deux pintes pour cinq ou ſix bouillons.

Bouillons pour les Pauvres.

Les bouillons pour les Pauvres ſeront faits avec le poulmon de Veau ou de Mouton, ou les iſſues, c'eſt-à-dire, les extrémités de ces animaux bouillies de même dans l'eau.

Bouillons pour les Malades qui ſont dans une extrême miſere.

Prenez un demi quarteron, ou tout au plus un quarteron de beurre frais, ou à ſon défaut du beurre ſalé qu'on aura fait deſſaler dans l'eau, faites-le rouſſir dans un poëlon bien écuré : enſuite vous y ajouterez peu à-peu un quarteron de fleur de farine, ou de ris en poudre ; remuez bien le tout avec une cuilliere de bois, jusqu'à ce que la farine ou le ris soient bien roussis, & bien cuits, ensuite vous verserez dessus deux pintes d'eau bouillante, (mesure de Paris :) puis vous ferez bouillir le tout pendant un demi-quart d'heure : ensuite vous le retirerez du feu, & vous le garderez dans un pot de grès.

Cette quantité peut servir pour cinq ou six bouillons : à chaque fois qu'on en donnera au Malade, on remuera avec une grande cuilliere tout ce qui est dans le pot, pour mêler une espéce de bouillie qui se dépose au fond : on peut délayer une ou deux fois par jour un jaune d'œuf dans ces bouillons.

Lorsque le Malade a des vers, on fera fondre dans chaque bouillon, ou dans chaque prise d'apozème, deux grains de sel d'Absinthe, jusqu'à ce qu'on ne voye plus de vers dans les évacuations du Malade.

Apozème.

Prenez des feuilles de Bourroche & de Buglose rompues par morceaux, de chacune deux poignées ; faites-les bouillir pendant deux ou trois minutes dans deux livres d'eau, c'est-à-dire, dans une pinte d'eau, (mesure de Paris ;) ensuite on passera le tout, & l'on y mêlera, si l'on veut, trois onces de syrop violat, ou autre syrop convenable : si le ventre n'est point libre, on fait fondre trois ou quatre gros de sel de Glauber dans chaque pinte de cet apozème.

Bouillon pour les Malades qui ont un dévoyement séreux.

Lorsque les Malades ont un dévoyement, il faut mettre dans le pot avec la viande pour faire les bouillons, deux ou trois cuillerées de lentilles.

A l'égard des pauvres misérables, dont le bouillon

eſt fait avec du beurre ſans viande, on mettra auſſi des lentilles au lieu de ris, & on les fera bouillir juſqu'à ce qu'elles ſoient crevées; enſuite on paſſera le tout, & on mêlera une ou deux fois par jour dans un ou deux de ces bouillons, un jaune d'œuf frais.

Ptiſane.

Les Ptiſanes ſe font avec du Chiendent & de la Regliſſe : quand il fait fort chaud, ou que les fiévres ſont fort ardentes, on peut y jetter quelques zeſtes de Citron, ou de la racine d'Ozeille, ou bien un peu de Groſeilles rouges.

Les Pauvres peuvent uſer pour toute boiſſon de l'eau panée, qui ſe fait en jettant une croûte de pain bien grillée & toute chaude dans de l'eau.

Lorſque les urines ſont fort rouges, ou qu'elles ne coulent pas proportionnément à la boiſſon, on fait fondre dans chaque pinte de ptiſane, ou demi-gros, ou un gros de nitre purifié, ou à ſon défaut, du Cryſtal minéral.

Ptiſane pour ceux qui rendent des vers.

Prenez une poignée de Chiendent, une once de racine de fougere mâle, le tout coupé menu : faites-le bouillir un moment dans un pot de terre avec une pinte d'eau; enſuite on le paſſera.

Ptiſane pour ceux qui ont un dévoyement ſéreux.

Lorſque le dévoyement n'eſt pas fort conſidérable, on peut ſe contenter de faire bouillir dans une pinte d'eau un gros & demi de corne de Cerf calcinée, ou un gros & demi d'os de Bœuf calciné, avec du chiendent.

Lorſque le dévoyement ſera fort violent, & fort ſéreux, on ſe ſervira de la ptiſane ſuivante.

Prenez deux cuillerées de ris, ou deux petites poignées de mie de pain bien émiettée, faites-la bien sécher sur une assiette que vous mettrez sur des charbons en la remuant souvent. Lorsque la mie de pain sera bien séche, vous y mêlerez deux gros de corne de Cerf calcinée, ou deux gros d'os de Bœuf calcinés : vous mettrez le tout dans un pot de terre : vous verserez dessus deux pintes d'eau (mesure de Paris :) vous ferez bouillir le tout pendant un demi-quart d'heure : ensuite vous le passerez à travers un linge avec une légere expression.

Lavemens.

Les lavemens sont faits avec une décoction de son ou de graine de lin, ou avec une décoction d'herbes émollientes, telles que la poirée, le seneçon, la mauve, la guimauve, &c. Quand on voudra rendre un lavement purgatif, on y mêlera deux ou trois onces de miel commun, ou de miel violat. Les personnes qui ont les entrailles délicates, peuvent mettre à la place une demi-once, ou une once de lénitif fin.

Les Paysans éloignés de secours, & très-pauvres, prendront des lavemens d'eau tiéde ; on pourra y mêler quelquefois un peu de vinaigre ; quand on voudra les rendre purgatifs, on fera bouillir un moment dans une pinte d'eau (mesure de Paris,) deux gros de Séné, supposé que ces Malades soient forts : ensuite on passera le tout, & on le purgera en deux lavemens.

Lavement pour ceux qui ont le dévoyement.

Les lavemens de ceux qui ont le dévoyement seront faits avec une forte décoction de graine de lin, ou de feuille de bouillon blanc, dans laquelle on délayera un jaune d'œuf quand on le jugera à propos.

Les lavemens pour les Pauvres seront faits avec la décoction de graine de lin, ou avec la décoction de feuilles de bouillon blanc, ou avec de l'eau simple, dans laquelle on fera fondre deux gros de suif de chandelle.

Médecine pour les Pauvres qui ont le dévoyement séreux.

Prenez une pincée de feuilles d'Argentine, autant de feuilles d'Absynthe, un demi-gros de Rhubarbe, ou à sa place un gros & demi de Rapontic, appellée autrement Rhubarbe des Moines, coupée par morceaux : faites bouillir le tout pendant deux ou trois minutes dans un gobelet d'eau : ensuite on le passera.

Si on ne trouve point ces feuilles, on mettra à la place un petit morceau de reglisse.

Opiat fébrifuge.

Prenez une once de Quinquina, trois gros de sel ammoniac, incorporez le tout avec une suffisante quantité de syrop, ou de miel, pour faire un Opiat que l'on partagera en douze prises.

On fera bien de rendre cet Opiat purgatif pendant les trois ou quatre premiers jours, en mêlant les matins dans la premiere prise que prend le Malade, le quart d'une prise de poudre fébrifuge, ou une pilulle universelle mise en poudre : on modérera cependant ces doses selon l'âge & le tempérament du Malade.

Opiat fébrifuge pour ceux qui sont très-pauvres.

Prenez des coquilles d'œuf, mettez-les sur un âtre en un tas, couvrez-les de charbons bien ardens ; & faites-les calciner : ensuite vous séparerez avec une plume la cendre des charbons qui est tout autour, vous prendrez les coquilles d'œuf calcinées que vous mettrez en poudre dans un mortier : vous la garderez dans un lieu sec.

Prenez une once de cette poudre, deux gros de sel ammoniac, incorporez le tout avec du miel, ou du syrop commun, & partagez-le en douze prises : on rendra cet Opiat purgatif comme le précédent pendant les trois ou quatre premiers jours.

Il ne faut jamais calciner les coquilles d'œufs dans un four, ni dans un pot, & il faut prendre garde de les trop brûler ; car dans ces deux cas elles sont trop âcres : il faut que ces coquilles restent d'un gris cendré ou blanchâtre.

Il ne faut jamais donner de ces Opiats que les Malades n'aient été bien préparés & bien évacués, comme je l'ai marqué.

On leur en donne une prise à la fin de l'accès, & on continue à leur en donner une prise de trois heures en trois heures, jour & nuit, depuis la fin du redoublement, jusqu'au commencement de l'autre : ils avalent chaque prise dans du pain à chanter, & ils boivent par-dessus un verre d'eau ou de ptisane : on peut partager chaque prise en trois ou quatre bols, afin qu'ils les avalent plus aisément : s'ils ne peuvent pas avaler l'Opiat en bol, on délayera chaque prise dans un verre d'eau ou de ptisane : le Malade prendra un bouillon une heure & demie après chaque prise.

Dès que le redoublement commence, on suspend l'usage de cet Opiat, & on recommence dès qu'il est passé.

Lorsqu'un redoublement de fiévre a manqué, on se contente de donner au Malade une prise de cet Opiat le matin à jeun ; & une heure & demie après, il prend un bouillon, ou un peu de nourriture : il en prend une seconde prise une heure & demie avant son dîné, & une troisiéme une heure & demie avant son soupé, qui ne doit être que d'un léger potage : il continuera ainsi pendant douze ou quinze jours.

Pendant cet usage, on lui donnera des lavemens, si le ventre n'est pas libre.

Les personnes qui ont la poitrine foible ou délicate & qui sont à leur aise, useront de la troisiéme ptisane à la place de l'Opiat marqué.

Ptisane fébrifuge.

Prenez une once de Quinquina en poudre, un demi septier de vin & une pinte d'eau, (mesure de Paris:) faites bouillir le tout ensemble pendant un quart d'heure; ensuite on le passera, on le gardera dans une bouteille de verre bien bouchée, & on le partagera en six prises.

Au reste il ne faut pas se servir de l'Opiat avec les coquilles d'œuf calcinées, que lorsque le Malade ne peut avoir de Quinquina, car ce reméde est bien plus sûr & plus efficace que les coquilles d'œufs.

METHODE

SUIVANT LAQUELLE LES personnes charitables doivent traiter les Pauvres de la campagne attaqués de Fiévres continues inflammatoires.

LEs fiévres continues qui sont accompagnées d'une inflammation, ou d'une disposition inflammatoire dans quelque partie, & sur-tout dans quelqu'un des viscéres, ont différens noms selon la partie qui est affectée. Par exemple, on nomme Pleurésie ou Péripneumonie, la fiévre continue qui est accompagnée d'une inflammation à la pleure, ou au poulmon. On nomme fiévre inflammatoire du foye, celle dans laquelle ce viscére est enflammé, ou prêt à l'être. On donne le nom de fiévre inflammatoire du bas-ventre, à celle dans laquelle l'inflammation attaque les inteſtins. On nomme communément fiévre maligne celle dans laquelle le cerveau eſt menacé d'inflammation; enfin l'on donne le nom de fiévres pourpreuſes à celles dans leſquelles on remarque ſur la peau des taches d'un rouge foncé, approchant de la couleur de pourpre.

Avant que de marquer la méthode ſuivant laquelle les perſonnes charitables doivent conduire les Pauvres de la Campagne, attaqués de ces fortes de fiévres, nous avons cru qu'il étoit néceſſaire de leur donner une idée générale de l'inflammation, & de ſa cauſe, afin qu'ils conçuſſent plus clairement les indications, ou les vues principales qu'on doit avoir dans la curation de ces fiévres.

Idée générale de l'inflammation d'une partie, & de ſa cauſe.

On entend par le nom d'inflammation, le gonflement d'une partie accompagnée de rougeur, & d'une chaleur conſidérable; c'eſt la rougeur & la chaleur qui accompagnent ce gonflement, ou cette tumeur, qui lui a fait donner le nom d'inflammation.

La couleur & la chaleur de cette tumeur, ou de ce gonflement, démontrent clairement qu'elle eſt cauſée & formée par le ſang proprement dit, c'eſt-à-dire, par la partie rouge de la liqueur qui circule dans nos vaiſſeaux; ce n'eſt point le ſéjour, ou l'engorgement du ſang dans ſes propres vaiſſeaux, qui produit la vraie inflammation, comme nous l'avons dit dans notre Traité de l'œconomie animale; nous voyons tous les jours des parties dans leſquelles il n'y a que très-peu de vaiſſeaux ſanguins être ſouvent enflammées. Par exemple, il y a très-peu de vaiſſeaux ſanguins dans ce qu'on appelle communément le blanc des yeux, & même on n'y en remarque point dans l'état naturel; cependant nous voyons tous les jours cette partie s'enflammer, c'est-à-dire, devenir très-rouge, &c. Il en est de même de la pleure, & de plusieurs autres membranes, dans lesquelles on remarque très-peu de vaisseaux sanguins, & qui ne laissent pas d'être souvent enflammés. Lorsqu'on examine les yeux enflammés, on observe que les vaisseaux qui ne renfermoient auparavant qu'une liqueur claire, telle que la lymphe, sont engorgés par cette liqueur rouge qu'on appelle le sang ; d'où il suit, 1°. Que le sang a passé de ses propres vaisseaux dans les vaisseaux lymphatiques. 2°. Que c'est l'entrée ou le passage du sang dans les vaisseaux lymphatiques qui forme la vraie inflammation.

Tous ceux qui ont écrit sur les fiévres inflammatoires, prétendent que l'inflammation des parties est premierement causée par l'épaississement, ou par la grande raréfaction du sang ; lorsque (disent-ils) le sang est devenu trop épais (par quelque cause que ce soit,) ses globules ont plus de volume, ils ont plus de consistance ou de fermeté, & ils sont plus étroitement liés & unis les uns avec les autres qu'ils n'étoient : ainsi ils ne peuvent plus passer aisément par les veines capillaires sanguines, dont les tortuosités, les circonvolutions, & les entrelassemens sont incroyables : ils s'y arrêtent, ils s'y engorgent, & produisent bien-tôt dans cette partie un gonflement accompagné de rougeur & de chaleur, auquel on a donné le nom d'inflammation.

De même, selon eux, lorsque le sang est fort raréfié, il distend & il dilate si fort les veines capillaires sanguines, qu'il leur ôte le jeu de ressort, & qu'il s'y arrête ; mais comme les artéres y poussent toujours une nouvelle quantité de sang fort raréfié, les vaisseaux dans lesquels il est arrêté sont gonflés, & forment dans cette partie un gonflement accompagné de rougeur & de chaleur.

Enfin ils prétendent que le sang peut forcer les embouchures étroites des vaisseaux lymphatiques, lorsqu'il est fort raréfié, & qu'il est poussé avec force, comme il l'eſt dans le tems du chaud de la fiévre, & que pour lors le ſang ne pouvant les traverſer par rapport à la petiteſſe de leur cavité, il eſt obligé de s'y arrêter, ce qui les gonfle, & produit cette tumeur accompagnée de rougeur & de chaleur, qu'on nomme inflammation.

Quelque reſpect qu'on ait pour les hommes illuſtres qui ont propoſé, ou qui ont embraſſé cette opinion, il eſt bien difficile de l'adopter, lorſqu'on fait attention que ſi l'inflammation dépendoit d'une cauſe auſſi générale, un ſeul viſcére ne pourroit pas être enflammé ſéparément des autres, & qu'ils devroient l'être tous également, & en même tems.

En effet, le ſang ne peut être épaiſſi que le plus grand nombre des globules, ou autres parties dont il eſt composé, n'aient acquis plus de conſiſtance, plus de volume, & plus de li[illegible]n les unes avec les autres, comme nous l'avons dit : [illegible] comme toutes ces parties trop groſſieres ſont pouſſées également, & en même tems dans tous les vaiſſeaux, elles s'y arrêteront, & s'y engorgeront également & en même tems; ainſi tous les viſcéres ſeront néceſſairement enflammés en même tems dans cette cauſe générale, ce qui eſt contraire à l'expérience; car nous obſervons tous les jours, par exemple, que le poulmon eſt enflammé, ſans que le foye, les inteſtins, les reins, &c. ſoient attaqués d'inflammation.

La même raiſon nous empêche de penſer que l'inflammation d'une partie puiſſe être premierement cauſée par la grande raréfaction du ſang; car comme il eſt également raréfié dans les viſcéres, il devroit les enflammer tous également & en même tems, & l'on ne pourroit comprendre par quelle raiſon un ſeul viſcére ſeroit enflammé, tandis qu'aucun des autres ne le ſeroit.

L'inflammation particuliere d'un viſcére, par exemple, du poulmon, du foye, &c. ne peut donc dépendre d'une cauſe auſſi générale que l'épaiſſiſſement du ſang, ou ſa grande raréfaction, elle doit avoir une cauſe qui lui ſoit particuliere.

Pour la découvrir, il faut ſçavoir, 1°. Que chaque viſcére a ſes glandes particulieres, & que les humeurs ou liqueurs qui s'y ſéparent, ſont toutes d'un caractere différent les unes des autres, c'eſt-à-dire, que l'humeur qui ſe ſépare par les glandes du poulmon, eſt différente de celle qui ſe filtre par les glandes du foye, des reins, &c.

2°. Qu'une de ces humeurs peut être épaiſſie & altérée, ſans que les autres le ſoient; par exemple, l'expérience nous apprend que la bile peut être épaiſſie, & que les glandes du foye peuvent être engorgées, ſans que l'humeur qui ſe ſépare par les glandes du poulmon ait reçu aucune altération, puiſque nous voyons tous les jours des perſonnes être attaquées d'une jauniſſe conſidérable, ſans qu'il y ait aucun dérangement dans la reſpiration, ni dans les fonctions du poulmon.

Dès que l'on ſçait que l'humeur qui ſe ſépare par les glandes d'un viſcére peut être épaiſſie, ſans que les autres humeurs qui ſont filtrées par d'autres viſcéres ſoient altérées, on concevra clairement comment un viſcére eſt enflammé, ſans que les autres le ſoient; car l'humeur épaiſſie ne gonflera que ſes glandes: or ce gonflement des glandes ſuffit pour produire une inflammation, lorſqu'il ſe fait en peu de tems, & que la fiévre ſurvient, parce qu'il interrompt preſque ſubitement le cours du ſang dans ce viſcére.

Pour faire comprendre plus aiſément aux perſonnes qui n'ont nuls principes de Médecine, comment le gonflement ſubit des glandes d'un viſcére accompagné de fiévre, cauſe une inflammation dans cette partie, ſuppoſons qu'un air froid, ou quelqu'autre cauſe, épaiſſiſſe & condenſe en peu de tems l'humeur qui ſe ſépare par les glandes du poulmon, de maniere qu'elle ne puiſſe plus s'en échapper aiſément, & que ces glandes soient gonflées ; il est certain, 1°. Qu'elles comprimeront nécessairement les vaisseaux sanguins qui sont autour, & qu'elles en retréciront la cavité ; d'où il suit que le sang poussé dans ces vaisseaux ne pourra plus les traverser en la quantité ordinaire, qu'il séjournera, & qu'il s'amassera dans tous les endroits qui sont en deçà de celui qui est comprimé, ou rétréci, & qu'il distendra ou dilatera cette partie des vaisseaux.

2°. Il est constant que les fibres qui forment les parois de la partie du vaisseau qui a été dilatée, sont nécessairement plus écartées, & plus éloignées les unes des autres ; d'où il suit que les embouchures des vaisseaux lymphatiques qui y prennent naissance, & qui sortent de ces parois dilatés, seront plus ouvertes : supposons à présent qu'une fiévre vive s'allume, & raréfie le sang tout d'un coup, & considérablement, il est certain, 1°. Qu'il dilatera encore davantage les endroits des vaisseaux où il séjourne. 2°. Qu'il sera poussé avec plus d'impétuosité, & qu'il fera contre les parois des vaisseaux, des efforts plus considérables pour s'échapper ; il agira donc avec beaucoup de force contre les embouchures des vaisseaux lymphatiques, & comme elles ont été déja aggrandies, il pourra y entrer, quoique dans l'état naturel ces embouchures soient trop étroites pour l'y laisser entrer.

Mais comme les vaisseaux lymphatiques ne sont pas aussi dilatés dans toute leur longueur, qu'ils le sont dans leurs embouchures, la partie rouge du sang ne pourra les traverser, elle s'y arrêtera, elle s'y engorgera, elle les dilatera & produira ce gonflement accompagné de rougeur & de chaleur, auquel on a donné le nom d'inflammation, comme nous l'avons dit ; il arrive donc pour lors dans un viscére ce que nous voyons arriver dans les yeux lorsque le sang passe de ses propres vaisseaux dans les vaisseaux lymphatiques de la partie qu'on nomme vulgairement le blanc de l'œil, comme nous l'avons dit.

On peut comprendre clairement par cette théorie, 1°. Que l'inflammation d'un viscére dépend de l'épaississement de l'humeur particuliere qui doit se séparer par ses glandes, qui en les gonflant interrompt la circulation du sang dans cette partie.

2°. Que l'épaississement, ni la raréfaction du sang ne sont pas capables de faire passer le sang dans les vaisseaux lymphatiques, & de causer une inflammation, puisque la même fiévre qui est accompagnée d'une inflammation dans un viscére, par exemple, dans le poulmon, n'est pas accompagnée d'une inflammation dans le foye; or, si l'inflammation du poulmon étoit causée par l'épaississement du sang, ou par la grande raréfaction que la fiévre y a excitée, ou par la force avec laquelle le sang est poussé lorsque la fiévre est vive, le foye & les autres viscéres seront enflammés comme les poulmons; d'où il suit que l'inflammation d'une partie ne dépend ni de l'épaississement du sang, ni de sa grande raréfaction, ni du mouvement rapide dont il jouit pendant la fiévre.

L'engorgement des glandes d'un viscére précéde quelquefois la fiévre, il se fait le plus souvent dans le premier frisson; cependant lorsque l'humeur qui doit faire cet engorgement est embarrassé dans une lymphe fort épaissie, elle ne se développe, & n'est déposée dans les glandes, qu'après que la continuation de la fiévre l'a développée, & l'a débarrassée; par exemple, nous observons que l'humeur de la petite vérole n'engorge les glandes de la peau que deux ou trois jours après que la fiévre a commencé. Les taches rouges qu'on observe sur la peau des personnes qui ont la rougeole, ne paroissent souvent que lorsque la fiévre a duré vingt-quatre heures, & souvent plus long-tems. La toux, l'oppression, la douleur de côté qui marquent l'engorgement des glandes du poulmon paroiſſent ſouvent dans le premier accès de la fiévre : on voit même quelquefois les Malades commencer dès-lors à cracher un peu de ſang ; mais nous obſervons auſſi quelquefois que tous ces accidens n'éclatent que le deuxiéme jour de la fiévre : auſſi il eſt bien certain que l'engorgement des glandes ſe fait quelquefois avant que la fiévre paroiſſe : qu'elles ſont auſſi ſouvent engorgées dans le commencement du premier accès : mais qu'il arrive auſſi ſouvent qu'elles ne ſont engorgées, du moins ſenſiblement, qu'après le ſecond ou le troiſiéme jour de la fiévre.

L'inflammation n'attaque pas toujours un ſeul viſcére ; l'expérience nous apprend que pluſieurs peuvent en être attaqués en même tems ; car les glandes des différens viſcéres ſont gonflées en même tems, lorſque les différentes humeurs ſont épaiſſies en même tems.

Nous obſervons encore que l'inflammation d'un viſcére cauſe ſouvent dans la ſuite une inflammation dans un autre viſcére : cela dépend de pluſieurs cauſes différentes, qu'il ſeroit inutile de rapporter dans ce Mémoire, parce qu'elles ne feroient qu'embarraſſer les perſonnes qui ne ſont pas inſtruites ; mais nous les détaillerons dans le Traité des Fiévres, que nous ferons pour les Etudians en Médecine : Nous y expliquerons auſſi par quelle raiſon un viſcére dont les glandes ſont engorgées & obſtruées depuis long-tems, n'eſt pas toujours attaqué d'inflammation lorſqu'il ſurvient une fiévre vive.

L'idée générale de la cauſe de l'inflammation doit faire connoître aux perſonnes même qui n'ont nuls principes de Médecine.

1°. Que dans ces fiévres les ſaignées doivent être placées plus près les unes des autres, & qu'elles doivent être plus ſouvent réitérées que dans les fiévres continues ſimples, puiſqu'il ne s'agit pas ſeulement de tirer aſſez de ſang pour qu'il ne diſtende pas outrément les vaiſſeaux en général, mais encore pour empêcher qu'il s'engorge dans les vaiſſeaux particuliers d'un viſcére, dont pluſieurs endroits ſont comprimés & retrécis par le gonflement des glandes.

2°. Qu'il ne ſuffit pas de mettre en uſage les remédes ſimplement capables de guérir la fiévre, c'eſt-à-dire, le régime, les délayans, les ſaignées, les purgatifs, comme il eſt marqué dans le Mémoire des fiévres continues ſimples; mais qu'on doit encore mettre en uſage d'autres remédes capables de donner plus de fineſſe & de fluidité à l'humeur épaiſſie & engorgée, afin de débarraſſer les glandes; car il ne ſeroit pas prudent d'attendre de la nature, la fonte & la réſolution de l'humeur épaiſſie, d'autant plus que pour l'ordinaire ces humeurs engorgées étant échauffées, cauſent une ſuppuration dans la partie, ou qu'elles y portent la gangrene. Le Médecin doit ſeconder la nature dans ſes opérations; il doit donc l'aider à donner plus de fluidité aux liqueurs épaiſſies, & à débarraſſer les glandes.

On ne peut leur en donner que par des remédes dont les parties fines puiſſent pénétrer les humeurs épaiſſies, déſunir & ſéparer leurs parties trop étroitement liées, & qui forment en conſéquence des molécules trop groſſieres & trop compactes: or, pour que les remédes puiſſent pénétrer les humeurs épaiſſies, & ſe mêler exactement avec elles, il faut qu'ils leur ſoient analogues, ou homogenes, c'eſt-à-dire, qu'ils ſoient à peu près du même caractére que les humeurs épaiſſies.

D'où il ſuit qu'on doit employer différens remédes dans les différentes fiévres inflammatoires: car comme les humeurs engorgées dans différentes glandes ſont d'un caractére différent, par exemple, comme l'humeur qui ſe ſépare par les glandes du poulmon eſt différente de celle qui ſe filtre par les glandes du foye, il faut que les remédes qu'on employe dans les fiévres

inflammatoires

inflammatoires de foye pour en débarrasser les glandes, soient différens de ceux qu'on met en usage dans les fiévres inflammatoires du poulmon pour débarrasser les glandes de ce viscére ; c'est pourquoi nous donnerons un Mémoire pour chaque fiévre inflammatoire en particulier, quoiqu'en général la conduite qu'on doit tenir pour guérir ces sortes de fiévres ne soit pas fort différente.

De la Fiévre inflammatoire du Poulmon.

Cette fiévre est ordinairement fort vive dès le commencement ; la respiration de ces Malades est gênée, tantôt par une douleur vive, & tantôt par une simple oppression, qu'ils expriment en se plaignant d'un poids ou pesanteur sur la poitrine ; ils toussent fréquemment; leur toux est quelquefois séche, & quelquefois grasse, ou humide ; leurs crachats sont souvent gluants, & épais, d'autres fois séreux, c'est-à-dire, extrêmement fluides ; on les trouve quelquefois sanglans dès le premier jour; ils ne le deviennent souvent que le second ou le troisiéme jour. Ces accidens sont des signes certains d'une inflammation dans quelque endroit du poulmon.

Lorsqu'elle est dans la membrane externe de ce viscére ou dans la pleure, qui sont des membranes fort tendues & fort sensibles, le Malade ressent une douleur vive à l'endroit où est l'inflammation ; pour lors cette maladie se nomme pleurésie : mais lorsque l'inflammation n'attaque que l'intérieur du poulmon qui est insensible, le Malade a la respiration fort gênée, sans douleur vive, & ne se plaint principalement que d'une grande oppression, & d'une pesanteur sur la poitrine. On nomme cette maladie péripneumonie, & vulgairement fluxion de poitrine.

Il est certain que dans l'une & l'autre maladie, les glandes du poulmon sont fort gonflées par l'humeur qui y eſt engorgée ; qu'elles compriment les vaiſſeaux ſanguins qui ſont autour d'elles ; qu'elles en rétréciſſent le diametre, & qu'elles empêchent que le ſang ne les traverſe facilement, comme nous l'avons dit ; ainſi on doit les traiter de la même maniere.

Cette connoiſſance ſuffit pour faire ſentir aux perſonnes mêmes qui ne ſont pas de la profeſſion, 1°. Combien il eſt néceſſaire de ſaigner promptement & abondamment dans ces maladies, puiſque c'eſt le ſeul reméde capable d'éviter que le ſang ne faſſe irruption dans les vaiſſeaux lymphatiques, c'eſt-à-dire, qu'il ne paſſe des vaiſſeaux ſanguins dans les vaiſſeaux capillaires lymphatiques.

2°. Qu'il eſt eſſentiel de donner de la fluidité au ſang, & à toutes les liqueurs, pour qu'elles puiſſent couler facilement dans leurs vaiſſeaux, & pour que celles qui ſont engorgées dans les glandes, puiſſent s'en échapper.

Pour remplir cette derniere indication, on mettra d'abord les Malades au bouillon pour toute nourriture : on leur en donnera un de quatre heures en quatre heures, & on leur fera boire abondamment des ptiſanes marquées ci-après.

On commencera à ſaigner les Malades dès que la chaleur de la fiévre ſera bien établie & bien marquée : on leur tirera d'abord trois ou quatre palettes de ſang d'un des bras, ſelon leur force, & la violence de la fiévre.

Deux heures après on donnera un lavement d'eau ſimple ; trois ou quatre heures après, on réitérera la ſaignée ; & ſi le redoublement eſt long, on en fera une troiſiéme, & même une quatriéme ; car comme la circulation du ſang ſe fait difficilement dans le poulmon par rapport à l'engorgement des glandes de ce viſcére, il faut faire dans les commencemens pluſieurs ſaignées fort proches les unes des autres, pour tâcher d'éviter que le ſang ne paſſe dans les vaiſſeaux lymphatiques de ce viſcére, & que l'inflammation ne faſſe en peu de tems de grands progrès : il eſt donc abſolument néceſſaire de faire deux ou trois ou quatre ſaignées dans les premieres vingt-quatre heures, ſelon que la violence de la fiévre, & les accidens le demanderont ; ainſi on ſaignera d'autant plus ſouvent, & on fera des ſaignées d'autant plus grandes, que les crachats ſeront plus ſanglans, que la reſpiration ſera plus génée, que la toux ſera plus vive, & que la fiévre ſera plus forte, &c. On proportionnera cependant la quantité de ſang, qu'on tirera à chaque fois, à la force, à l'âge & au tempéramment du Malade.

Dès que ce redoublement ſera fort diminué, on fera donner au Malade un lavement purgatif, & on commencera à lui faire boire entre chaque bouillon deux verres de l'apozème marqué à la fin de ce Mémoire.

On continuera ce même régime pendant le redoublement ſuivant, pendant lequel on reſſaignera encore le Malade une, deux ou trois fois ſelon que la fiévre, la violence de la toux, le crachement de ſang, & les autres accidens l'indiqueront : on lui donnera outre cela pendant le redoublement, un ou deux lavemens d'eau ; & après qu'il ſera fini, on lui fera prendre un lavement purgatif : on lui fera ſouvent avaler une petite cuillerée d'huile toute ſeule, ou mêlée avec une demi-cuillerée de ſyrop de Capillaires, ou de ſyrop de Guimauve, pour faciliter la ſortie des crachats. Les perſonnes riches uſeront du looch ſuivant, au lieu d'huile.

On commencera auſſi à la fin de ce redoublement l'uſage de l'Opiat pectoral marqué à la fin de ce Mémoire, pour fondre & diviſer l'humeur engorgée dans les glandes ; le Malade en prendra trois ou quatre priſes par jour dans le milieu de l'intervalle qu'on met entre chaque bouillon : il avalera chaque priſe enveloppée dans du pain à chanter ; il boira par deſſus une taſſée d'apozème ou de ptiſane, ou bien on délayera chaque priſe d'Opiat dans deux ou trois cuillerées d'une taſſée d'apozème ou de ptiſane, & il boira le reſte par deſſus; on tachera de placer cet Opiat dans le tems ou la fiévre eſt moins violente; il n'y aura cependant nul inconvénient à le donner dans le fort de la fiévre.

Si l'inflammation eſt dans la membrane externe du poulmon, ou dans la pleure, pour lors le Malade reſſent une douleur à un des côtés de la poitrine; & comme cette inflammation eſt dans un lieu moins profond & moins intérieur que dans la péripneumonie, les remédes externes peuvent aider à la diſſiper, & à diminuer la douleur : c'eſt pourquoi on appliquera ſur la partie douloureuſe un ſachet de ſon rouſſi dans une poële, ou un des cataplaſmes marqués à la fin de ce Mémoire.

Si la vivacité de la douleur de côté, ou une toux ſéche & fréquente, empêche le Malade de dormir, & que ſes crachats ne ſoient que ſéreux ; on lui donnera les ſoirs (une heure & demie après un bouillon,) une priſe de la poudre de Corail anodine, ſuivant le Mémoire de ſon uſage, ou quelqu'autre narcotique, c'eſt-à-dire, quelqu'autre remède capable de lui procurer du ſommeil en calmant la vivacité de la douleur, ou de la toux, &c.

Si le Malade crache abondamment, & que les crachats ſoient épais & gluants, & que la douleur de côté ne l'empêche pas de repoſer, on ne lui donnera point de poudre de Corail, ni aucun autre narcotique : on s'abſtiendra auſſi de ce reméde lorſque le Malade ſera aſſoupi, ou qu'il aura une grande propenſion au ſommeil.

Pour rendre plus efficace l'effet de la poudre de Corail anodine, il faut mêler dans chaque priſe le quart ou la moitié d'un grain de Kermès minéral.

L'on continuera l'uſage de l'Opiat pectoral, des

bouillons & de la grande boiſſon, juſqu'â ce que l'on voye couler des matieres bilieuſes par le moyen des lavemens, & qu'on obſerve quelque-uns des ſignes de la coction, c'eſt-à-dire, de la fonte des humeurs, & de la détenſion des parties ſolides, marqués dans les mémoires des fiévres continues ſimples.

On ſaignera cependant les Malades dans le fort des redoublemens, tout autant de fois que l'ardeur de la fiévre, ou la vivacité de la douleur du côté, ou la difficulté de reſpirer le demanderont, & on leur donnera le ſoir de la poudre de Corail anodine, ou un autre narcotique, toutes les fois que la douleur de côté, ou la violence de la toux en marqueront la néceſſité : on obſervera cependant de ne pas donner ce reméde trop près de la ſaignée, on laiſſera au moins trois ou quatre heures de diſtance pour que le Malade ait eu le tems de reprendre des forces, autrement le narcotique pourroit le jetter dans un trop grand accablement.

Il eſt certain que la grande raréfaction du ſang, & la force avec laquelle il eſt pouſſé dans tous les vaiſſeaux pendant le fort des redoublemens, fait faire à l'inflammation des progrés plus conſidérables & plus rapides que ceux qu'elle fait dans le tems où la fiévre eſt moindre ; il eſt donc néceſſaire de prévenir les retours de ces redoublemens, ou du moins, d'en diminuer là violence. Nous avons dit qu'ils étoient cauſés & entretenus par les humeurs ; ainſi dès qu'on les a rendu fluides par les boiſſons, les apozèmes, &c. & qu'on a diminué la roideur & la tenſion des parties ſolides par les ſaignées, &c. il faut les évacuer : on doit par préférence ſe ſervir d'un vomitif, par les raiſons que nous avons déja marquées ; ainſi on donnera au Malade une priſe de la Poudre vomitive, proportionnée à ſon âge, à ſes forces, &c. comme il eſt marqué dans le Mémoire de l'uſage de ce reméde : on ne doit point craindre qu'il augmente le crachement de ſang ; on pourra au contraire obſerver que ce reméde le diminue, pourvu que le Malade ait été auparavant suffisamment saigné & détrempé : on fera avaler ce reméde peu de tems après que le redoublement aura cessé, afin que son effet soit fini avant que le prochain redoublement recommence.

Si la douleur de côté, ou la toux augmente, après que le Malade aura pris un vomitif ou un purgatif, comme il arrive lorsque le redoublement suivant est fort considérable, on fera encore saigner le Malade une ou deux fois : on lui donnera trois ou quatre heures après la derniere saignée, une prise de la poudre de Corail anodine, ou un autre narcotique, pour calmer ces accidens, & donner au Malade du sommeil, ou du moins de la tranquillité pendant la nuit.

Quand même la douleur de côté, la toux, l'oppression, ou autres accidens n'augmenteroient pas, cependant le redoublement qui suit le vomitif ou le purgatif est violent, & que la fiévre soit considérable, on saignera ce Malade dans le fort de ce redoublement.

Si la douleur de côté & la toux ne fatiguent point le Malade, on ne lui donnera pas la Poudre de Corail anodine, ni d'autres narcotiques, qu'on bannira toujours toutes les fois qu'il y aura trop d'assoupissement.

Pendant ce redoublement, on donnera au Malade des lavemens d'eau, on le fera boire souvent, & on lui donnera ses bouillons à l'ordinaire : dès que le redoublement sera sur sa fin, on recommencera l'usage de l'Opiat pectoral, comme il est marqué ci-dessus, en continuant du reste les bouillons, la ptisane, les lavemens d'eau, &c.

Le jour suivant, c'est-à-dire, deux jours après qu'on aura donné le vomitif; on purgera le Malade pour évacuer les humeurs qui auront été fondues depuis ce reméde.

Si le Malade a eu des envies de vomir, ou s'il a vomi de la bile depuis le premier vomitif, ou s'il a quelque accident qui marque que ſon eſtomach eſt encore plein d'humeurs, on le fera vomir une ſeconde fois, de la même maniere que la premiere : ſi au contraire, il n'y a nulle indiquation qui demande qu'on le faſſe vomir une ſeconde fois, on le purgera ſimpleuent.

Les perſonnes qui ſont riches ou délicates, avaleront une potion purgative faite avec la caſſe, la manne, & le ſel végétal, bouillis dans l'eau, & paſſée.

Les pauvres ou les payſans ſeront purgés avec une doſe de pilulles univerſelles purgatives, convenable à leur âge, à leurs forces, &c. comme il eſt marqué dans le Mémoire de leur uſage: on mettra cette doſe en poudre dans un mortier, & on en fera un bol avec un peu d'huile : on la fera avaler aux Malades dans du pain à chanter, & ils boiront par deſſus une taſſée de ptiſane, ou on la délayera dans deux cuillerées de ptiſane, & ils en boiront un verre par-deſſus.

Si cette doſe n'a pas produit d'évacuation deux heures après qu'elle aura été avalée, on fera prendre encore au Malade un tiers ou la moitié d'une pareille doſe de la même maniere.

On continuera à purger les Malades de deux jours l'un avec les pilulles univerſelles, comme il eſt marqué ci-deſſus, juſqu'à ce que la fiévre & les autres accidens ſoient fort diminués.

Dans l'intervalle des médecines, on continuera de leur donner des bouillons légers, de les faire boire ſouvent, de leur faire uſer de l'Opiat pectoral, & de leur faire donner des lavemens, comme il eſt marqué.

Si l'oppreſſion, le crachement de ſang, &c. ou la violence de la fiévre demandent une ſaignée, il faudra la faire dans le jour d'intervalle qu'on laiſſe entre les purgatifs. On donnera de la poudre de Corail anodine le ſoir du jour que le Malade aura été purgé, ſi la violence de la toux, ou la douleur de côté, ou l'inſomnie l'éxigent.

Si après cinq ou ſix ſaignées du bras, le Malade tomboit dans un assoupissement accompagné d'un délire sourd, sans qu'on observât des mouvemens convulsifs, ni dans les doigts, ni dans la main ni dans le visage, &c. pour lors on fera faire au Malade une ou deux saignées de la gorge : si au contraire le délire est violent, si l'assoupissement est accompagné de mouvemens convulsifs, il faudra faire les saignées à un des pieds.

Si les Malades sont fort assoupis, s'ils ont de grands maux de tête, ou du délire, &c. dès le commencement de leur maladie, c'est à dire, presqu'en même tems qu'ils commencent à cracher du sang, ou à tousser ou à être oppressés, ou à ressentir une douleur vive au côté, pour lors il est certain que le cerveau & le poulmon sont en même tems menacés d'inflammation ; ainsi le cerveau ayant beaucoup moins de ressort que le poulmon & étant moins en état de résister à l'inflammation, il faut travailler d'abord à le débarrasser: c'est pourquoi on commencera à saigner le Malade au pied, & on réitérera toujours cette saignée, jusqu'à ce qu'il n'y ait plus rien à craindre pour le cerveau.

Outre cela, comme l'inflammation du cerveau (qui est pour lors jointe à la pleurésie) demande qu'on évacue les humeurs à mesure qu'on les met en fonte, on rendra l'Opiat pectoral un peu purgatif de la maniere qu'il est marqué à la fin de ce Mémoire.

On placera le vomitif dès que l'épaississement des humeurs, & l'extrême tension ou roideur des parties solides seront assez diminuées pour pouvoir se flatter que ce reméde procurera des évacuations d'un bon caractere. Les signes que nous avons donnés dans le Mémoire des fiévres continues simples, pour s'assurer de la coction des humeurs, doivent décider du moment où l'on doit commencer à donner un vomitif ou un purgatif.

On conduira au reste le Malade pendant le cours de la Maladie, de la maniere prescrite ci-dessus, c'est-à-dire qu'on le saignera ou au pied ou au bras, autant que l'exigeront les accidens qui menaceront la tête ou la poitrine, & que la vivacité de la fiévre le demandera; qu'on détrempera les humeurs par la boiſſon & les apozèmes; qu'on tâchera de débarraſſer les glandes par l'uſage de l'Opiat; qu'on évacuera les humeurs fondues par des purgatifs réitérés, en les plaçant, comme nous l'avons marqué, & qu'on obſervera de ne point donner de poudre de Corail anodine toutes les fois qu'il y a de l'aſſoupiſſement, ou grande propenſion au ſommeil, ou délire, &c.

S'il reſte de légers redoublemens de fiévre après que les accidens dépendans de l'inflammation du poulmon ſeront diſſipés, pour lors on aura recours à la ptiſane de Quinquina marquée dans le Mémoire des fiévres continues ſimples.

S'il ſurvient au Malade pendant le cours de la maladie un dévoyement ſéreux, on changera les bouillons & les ptiſanes, & on ſe ſervira de ceux qui ſont marqués à la fin de ce Mémoire: on donnera le ſoir au Malade une priſe de la poudre de Corail anodine, ou un autre narcotique, ou de la Thériaque, ſuppoſé qu'il ne ſoit pas aſſoupi.

On ne le purgera pas avec les pilulles univerſelles, mais on ſe ſervira d'un purgatif fait avec le Rapontique décrit à la fin de ce Mémoire.

On fera prendre dans l'intervalle des purgatifs l'Opiat marqué ci-après, à la place du premier Opiat pectoral dont nous avons parlé.

Lorſqu'on n'a pas été averti dès le commencement de la maladie, il faut mettre les Malades à une diette encore plus ſévére, en ne donnant pendant deux jours des bouillons que de ſix heures en ſix heures, & on fera faire les premieres ſaignées à quatre ou cinq heures d'intervalle, ſelon les forces du Malade, & la grandeur des accidens: on ſuivra enſuite ce qui a été marqué.

Bouillon.

Les Bouillons des Malades qui sont à leur aise, seront faits avec le veau & la volaille, comme il est marqué dans le Mémoire des fiévres continues simples.

Les Pauvres feront les leurs avec les issues ou les extrémités des animaux; & les Malades qui seront dans l'extrême misére avec le beurre, la farine, ou le ris; on pourra délayer une ou deux fois par jour un jaune d'œuf dans un de ces bouillons.

Lorsqu'il y aura un dévoyement séreux, on y mêlera les lentilles; la maniere de faire ces bouillons est marquée a la fin du Mémoire des fiévres continues simples.

Ptisane.

Les ptisanes seront faites avec le chiendent & la racine de guimauve, & on y ajoutera, si on veut, un peu de reglisse, & deux pincées de fleurs de bouillon blanc, ou de feuilles de coquelico.

Lorsque la toux sera fort séche & très-fréquente, que la douleur de côté sera vive, on fera bouillir avec le chiendent dans une pinte d'eau, la moitié d'une tête de pavot blanc rompue par morceaux, & des fleurs de bouillon blanc.

Lorsqu'il y aura un dévoyement séreux, on y joindra un peu de corne de cerf calcinée; si le dévoyement est très-considérable, on se servira de la ptisane faite avec la mie de pain & la corne de cerf, comme je l'ai marqué dans le Mémoire des fiévres continues simples.

Looch.

Prenez un demi gros de reglisse en poudre, faites-le bouillir un moment dans un gobelet d'eau bouillante; ensuite on le passera.

Prenez trente grains de gomme adragant en poudre fine; mettez-les dans un mortier de marbre, verſez deſſus le gobelet d'eau de regliſſe chaude, en broyant le tout juſqu'à ce que la gomme ſoit bien diſſoute, pour lors on y ajoutera une demi-once de ſyrop de Diacode, & une once d'huile d'amendes douces ; on en met chaque fois une petite cuillerée à caffé dans la bouche.

Opiat pectoral.

Prenez blanc de baleine un demi-gros, caſſonade un gros, craye de Briançon un demi-gros, Kermès minéral un grain & demi, le tout bien broyé enſemble, & incorporé avec une ſuffiſante quantité de ſyrop de Guimauve pour faire un bol.

Si le Malade a paſſé quinze ans, on partagera cet Opiat en trois priſes; s'il eſt au deſſous de cet âge, mais qu'il ait plus de huit ans, on partagera cet Opiat en ſix priſes; & s'il eſt encore plus jeune, on partagera cette doſe en huit priſes.

Comme pluſieurs Payſans ne pourront pas avoir aiſément de cet Opiat, on leur donnera à la place un demi grain de Kermès minéral à chaque fois, mêlé dans une cuillerée d'huile, ou de ſyrop de Capillaires, & on leur fera boire par-deſſus un verre d'apozème. Si ces Malades n'ont pas quinze ans, on ne leur donnera à chaque fois que le quart d'un grain de Kermès minéral, & la priſe d'apozème par-deſſus à l'ordinaire.

Opiat pectoral & purgatif dont on doit ſe ſervir lorſqu'il y a une fiévre maligne jointe à une fluxion de poitrine.

Prenez un demi gros de blanc de baleine, un gros de caſſonade, une Pilulle univerſelle purgative miſe en poudre, un grain & demi de Kermès minéral, le tout bien broyé enſemble, & partagé en trois priſes, ſupposé que le Malade ait passé quinze ans; s'il est au dessous, on partagera cette dose d'Opiat en six prises.

Opiat pectoral pour les Malades qui ont un dévoyement séreux.

Prenez craye de Briançon un demi-gros, corne de Cerf calcinée un gros, Kermès minéral un grain, le tout bien broyé ensemble, & incorporé avec le syrop de Capillaire pour faire un Opiat de consistence molle; on le partagera en trois prises, pour les personnes qui ont plus de quinze ans; en six prises pour celles qui sont au-dessous.

Les Paysans qui ne pourront pas faire faire cet Opiat, prendront le tiers d'un grain de Kermès minéral délayé dans une cuillérée de leur ptisane, & ils en boiront un demi-verre par-dessus.

Apozème.

Il sera fait avec une poignée de feuilles de Bourroche, autant de Buglose, & autant de Scolopendre, le tout rompu par morceau, & bouilli légérement dans une pinte d'eau, (mesure de Paris,) ensuite on le passera.

Lorsqu'il y aura du dévoyement, on ne donnera plus d'apozème.

Purgation pour les Malades qui ont dévoyement. séreux.

On purgera ces Malades avec une once de Catholicon double, bouilli dans un verre d'eau, ou un quarteron de Casse en bâton, & un demi-gros du Rhubarbe bouilli dans la même quantité d'eau, & on la passera.

On purgera les Pauvres avec un gros & demi ou deux gros de Rapontique, vingt grains de corne de

Cerf calcinée, & huit ou dix grains de racine de Guimauve, le tout bouilli un moment dans un grand gobelet d'eau & passé : les Malades qui sont au dessous de quinze ans, ne prendront que la moitié de ces choses.

Cataplasme.

Lorsqu'il y a une douleur de côté vive, l'on applique sur la partie un cataplasme fait avec les quatre farines résolutives, & la pulpe des feuilles de Vervaine, le tout bouilli dans un peu de lait pour faire un cataplasme épais.

Les Malades qui seront pauvres, feront un cataplasme avec de l'étoupe ou de la filasse que l'on couvrira de blancs d'œufs, & l'on mettra dessus du poivre ou du gingembre en poudre : on contient ce cataplasme sur la partie douloureuse, en mettant autour du Malade une petite nape pliée en trois ou quatre, qui passe sur ce cataplasme, & qui l'assujettit.

Ils pourront ne mettre sur la partie malade que du son roussi dans une poële ; on l'enferme entre deux linges, & on l'applique le plus chaud qu'on peut le soutenir.

On se sert aussi du lait bouillant ; on en met dans une vessie de cochon jusqu'à ce qu'elle soit à moitié pleine, on en ferme l'ouverture, & on l'applique sur la partie douloureuse.

L'on observe tous les jours, que les sels volatils qui exhalent du corps des animaux nouvellement tués, divisent les humeurs épaissies, & resolvent les engorgemens ; ainsi on applique avec succès sur la partie douloureuse, les animaux nouvellement tués. On coupe la tête d'une volaille ou d'un chat, &c. on fend en deux sur le champ le corps de cet animal, on l'applique tout chaud sur le côté douloureux, on l'assujettit avec une petite nape ou une serviette, qui entoure le corps du Malade, & on laisse cet animal pendant huit ou dix heures sur la partie douloureuse.

METHODE

SUIVANT LAQUELLE LES personnes charitables doivent traiter les Pauvres de la campagne attaqués de Fiévres inflammatoires du cerveau.

LEs fiévres inflammatoires du cerveau doivent être distinguées en deux espéces différentes; l'une est vive dès le premier moment; l'autre est presque insensible, & n'éclate souvent que le troisiéme, ou le quatriéme jour ; ce qui fait croire aux personnes qui ne sont pas instruites, ou qui n'ont pas vu plusieurs fois de pareilles maladies, que ces Malades n'ont pas de fiévre.

Dans l'une & dans l'autre espéce de ces fiévres, les Malades sont fort abbatus & accablés; ils sont assoupis, ou ils ont une grande propension au sommeil; ils se plaignent d'une douleur de tête considérable, ou ils la sentent lourde pesante, & embarrassée.

Les personnes qui ont une connoissance exacte de l'œconomie animale, sçavent que ces accidens communs à ces deux espéces de fiévres, dépendent du défaut du *fluide spiritueux*, qui se nomme *esprits animaux*, & qu'on tombe nécessairement dans l'abbatement, l'assoupissement, &c. toutes les fois que ce fluide ne se filtre plus aussi abondamment qu'à l'ordinaire par les glandes du cerveau, & n'est plus distribué par les nerfs dans une quantité suffisante pour soutenir assez la tension & le ressort des parties solides. On ne peut penser que cette diminution dans la filtration de ce fluide spiritueux, vienne de la trop petite quantité que le sang en fournit, lorsque le Malade n'est pas épuisé par une fatigue outrée, par une grande maladie précédente, lorsque son sang n'a pas été épaissi tout d'un coup par un grand froid, par quelque corps capable de le coaguler, ou par le mélange d'une grande quantité de chile crud & grossier.

Lorsque nul accident ou signe ne peut nous déterminer à penser que le défaut d'esprits animaux vienne de la trop petite quantité que le sang en fournit, on a raison de croire qu'il dépend de quelque dérangement dans l'organe qui doit les filtrer, c'est-à-dire, dans les glandes du cerveau.

Ce dérangement peut dépendre de l'engorgement des glandes, ou de leur rétrécissement, & de celui de leurs vaisseaux sécrétoires & excrétoires. La cavité des glandes ne peut être engorgée que par l'épaississement de l'humeur qui doit s'y filtrer; celle qui se sépare par les glandes du cerveau, est d'une si grande finesse, qu'il est difficile de concevoir, qu'elle pût les engorger, à moins qu'elle ne fût alliée avec quelques liqueurs plus grossieres. Ces liqueurs ou parties plus grossieres ne peuvent pénétrer dans les glandes, tant qu'elles conservent leur ressort naturel; ainsi lorsqu'il n'y a eu précédemment aucun signe qui pût faire penser qu'elles eussent perdu leur ressort, & qu'elles eussent été relâchées, on ne pourra pas attribuer le dérangement de la filtration des esprits animaux, à l'engorgement des glandes.

On doit donc regarder le rétrécissement des glandes, ou de leurs vaisseaux sécrétoires & excrétoires, comme la cause du défaut de la filtration des esprits. Leur rétrécissement ne peut être produit que par une compression, & ils ne peuvent être comprimés que par les vaisseaux sanguins & lymphatiques qui les entournent.

Ces vaisseaux ne peuvent les comprimer, s'ils ne sont plus gros & plus gonflés qu'ils ne le sont dans l'état naturel: leur gonflement ou leur distension ne peut déprendre de la raréfaction des liqueurs, ou de leur engorgement.

Toutes les liqueurs sont fort raréfiées, lorsque le Malade à une fiévre vive; & pour lors tous les vaisseaux sanguins & lymphatiques sont fort gonflés, comme nous l'avons dit; ainsi ils doivent comprimer les glandes du cerveau, & par conséquent empécher ou diminuer la filtration des esprits animaux, & leur distribution dans toutes les parties: nous en avons tous les jours des preuves dans la pratique, quand nous voyons des Malades attaqués de simples fiévres intermittentes, tomber dans l'affaissement, dans l'assoupissement, & même dans le délire, pendant le fort des accès.

Lorsque ces acccidens ne dépendent que de la raréfaction des liqueurs, ils diminuent à proportion que cette raréfaction se calme; & ils cessent entierement, dès qu'elle est fort modérée, puisque dans ces mêmes fiévres intermittentes, l'affaissement, l'assoupissement, le délire, &c. cessent dès que la violence de l'accès est fort modérée.

Nous observerons que ces mêmes accidens arrivent dans le fort du redoublement des fiévres continues simples; & qu'ils cessent de même, dès que le redoublement est fort diminué.

Mais comme dans les fiévres inflammatoires du cerveau, ces accidens ne cessent pas après que le redoublement est fini, & que la fiévre est médiocre, c'est-à-dire, après que la raréfaction du sang est fort diminuée, il est certain qu'ils ne dépendent pas de la seule raréfaction des liqueurs.

Le gonflement des vaisseaux du cerveau vient donc pour lors de leur engorgement; les liqueurs ne s'y engorgeroient pas, si elles pouvoient les traverser avec leur rapidité & leur facilité ordinaires. Rien ne peut les empêcher, que leur epaississement: en effet, dès qu'elles ont perdu leur ténuité, & leur fluidité

fluidité naturelle, elles coulent lentement, & elles ne traversent plus aisément les vaisseaux capillaires, dont les replis & les tortuosités sont infinis; elles s'y arrêtent, ou la quantité qui en sort est moindre que celle qui y est poussée avec force par les gros vaisseaux; ainsi peu-à-peu ces vaisseaux capillaires sont distendus & gonflés.

Quoique nous ayons dit que le gonflement des vaisseaux dépendoit de l'épaississement des liqueurs, nous ne pensons pas que toutes celles qu'on comprend sous les noms de sang & de lymphe, soient épaissies au point de ne pouvoir couler aisément; car en ce cas les vaisseaux de tous les viscéres seroient également gonflés, & engorgés: or comme il n'y a de dérangement, que dans les fonctions du cerveau, il n'y a d'engorgement que dans les vaisseaux de ce viscére.

Pour concevoir clairement la cause de l'engorgement particulier de ces vaisseaux, il faut se rappeller, que les vaisseaux du cerveau, (de même que tous ceux des autres viscéres) doivent être distingués en plusieurs classes: les plus gros & les plus sensibles sont les vaisseaux sanguins, c'est-à-dire, ceux qui renferment cette liqueur rouge qu'on nomme *sang*; les autres moins forts, & moins apparens, qui sortent des vaisseaux sanguins, sont les premiers vaisseaux lymphatiques, c'est-à dire, les vaisseaux qui reçoivent cette liqueur blanche qu'on nomme *lymphe*, dès qu'elle se sépare du sang.

Nous ferons voir dans le Traité des Sécrétions que nous donnerons pour les étudians en Médecine,

1°. Que ces premiers vaisseaux lymphatiques sont encore subdivisés en plusieurs classes de vaisseaux lymphatiques plus fins, qui sortent les uns des autres, comme les premiers vaisseaux lymphatiques sortent des vaisseaux sanguins.

2°. Que les vaisseaux lymphatiques les plus fins, & qui sont les plus proches des glandes, ne doivent enfermer qu'une lymphe très-fine, & homogéne à celle qui doit être filtrée par la glande prochaine, c'est-à-dire, que la liqueur qui coule dans les vaisseaux les plus fins, est fort approchante du caractere de celle qui va être filtrée; elle n'en differe même peut-être que par la grossiereté des parties qui la composent, lesquelles ne sont pas encore assez affinées.

En effet, une humeur de certain caractere ne pourroit être filtrée constamment par les mêmes glandes, si elle étoit confondue, & confusément mêlée avec une infinité d'autres humeurs différentes tumultueusement agitées, tant par la fermentation qui s'y passe, que par la force avec laquelle elles sont poussées & broyées par les vaisseaux & les autres parties voisines. Pour que les sécrétions, c'est-à-dire, les filtrations des différentes humeurs puissent se faire exactement & constamment, il faut que l'humeur, qui va être filtrée, soit débarrassée & séparée d'une infinité d'autres humeurs étrangeres, & que son mouvement soit lent & tranquille : cette séparation ne peut se faire exactement que par gradation, & la liqueur qui doit être filtrée, ne peut acquérir un certain degré de lenteur, qu'en passant successivement des vaisseaux plus forts & plus gros, dans des vaisseaux plus fins & plus étroits, qui ne la poussent plus avec force, & dans lesquelles son cours soit ralenti par les frottemens considérables qu'elle y souffre.

L'ordre & la méchanique des sécrétions demandent donc que l'humeur qui doit être filtrée, passe d'abord des vaisseaux capillaires sanguins dans les vaisseaux lymphatiques les plus forts, & successivement de ceux-ci dans d'autres vaisseaux plus déliés qui sont les plus proches de la glande, & qui y portent la liqueur épurée, qui doit y être filtrée.

Il suit de cette théorie, que les vaisseaux lymphatiques les plus fins contiennent une liqueur particuliere au viscére dans lequel ils sont, & que cette liqueur est différente que celle qui coule dans les vaiſſeaux des autres viſcéres. Or comme nous avons fait voir dans le premier Mémoire des fiévres inflammatoires, que l'humeur qui ſe filtre par les glandes d'un viſcére peut être altérée, épaiſſie, &c. ſans qu'aucune de celles qui ſe ſéparent par les glandes des autres parties, ayent reçu la moindre altération : celle du cerveau peut donc être épaiſſie de même ſéparément des autres humeurs.

Dès que cette humeur particuliere au cerveau ſera plus épaiſſie, & plus groſſiere qu'elle ne doit être, elle coulera d'autant plus lentement dans ces vaiſſeaux, qu'ils ſont plus foibles que ceux des autres viſcéres, parce qu'ils ne ſont pas ſoutenus, & enfermés entre des feuillets membraneux, auſſi forts & auſſi élaſtiques que ceux des autres parties; car perſonne n'ignore que le cerveau eſt un corps bien plus mol que le foye, le poulmon, & que toutes les autres parties.

La trop grande lenteur du cours de cette liqueur trop épaiſſie empêche qu'elle ne ſorte de ces vaiſſeaux dans une quantité égale à celle qui y eſt pouſſée par des vaiſſeaux plus forts : ainſi elle s'y engorge, elle les gonfle & les diſtend : dès qu'ils ſont gonflés, ils compriment néceſſairement les glandes qu'ils entourent; ils empêchent que les eſprits animaux ne ſoient filtrés auſſi abondamment qu'ils le ſont ordinairement, & toutes les parties en reçoivent une moindre quantité; ainſi les Malades tombent néceſſairement dans l'affaiſſement, l'aſſoupiſſement, &c.

On doit donc reconnoître pour cauſes premieres de ces accidens qui caractériſent les deux eſpeces de fiévres inflammatoires du cerveau, l'épaiſſiſſement de l'humeur lymphatique particuliere au cerveau, & le gonflement des vaiſſeaux qui la renferment.

Ces vaiſſeaux ne compriment pas & ne rétréciſſent pas ſeulement les glandes; ils preſſent auſſi néceſſairement les vaiſſeaux lymphatiques moins fins, avec leſquels ils ſont entrelaſſés : ils rétréciſſent leur cavité, & empêchent que la lymphe qui y eſt apportée n'y circule aiſément ; ainſi elle s'y engorge, d'autant plus que la partie qui devoit s'échapper par les vaiſſeaux les plus fins, ne peut plus y être dépoſée à cauſe de leur engorgement : ces vaiſſeaux moins fins étant engorgés, en preſſent d'autres plus forts, & ainſi ſucceſſivement le cours de la lymphe eſt gêné juſques dans les plus gros vaiſſeaux lymphatiques, qui compriment enſuite les vaiſſeaux capillaires ſanguins. Dès que pluſieurs d'eux ſont comprimés & rétrécis, le cours du ſang y eſt interrompu, & l'inflammation du viſcére ſuit de près, comme nous l'avons dit dans le premier Mémoire des fievres inflammatoires.

L'inflammation ſe fait d'autant plus promptement, & elle eſt d'autant plus conſidérable, que la fiévre eſt plus vive, parce que le ſang étant pour lors plus raréfié, il diſtend davantage ſes vaiſſeaux, il dilate les embouchures des premiers vaiſſeaux lymphatiques, & il agit ſur elles avec force : ainſi il y paſſe plus promptement & plus abondamment, que lorſqu'il eſt moins raréfié, & qu'il eſt pouſſé avec moins de force, c'eſt-à-dire, qu'il paſſe dans ces premiers vaiſſeaux lymphatiques plus promptement & plus abondamment, lorſque la fiévre eſt vive, que lorſqu'elle eſt médiocre.

C'eſt par cette raiſon, que les ſymptômes ou accidens qui arrivent dans les deux eſpéces de fiévres malignes, & qui leur ſont communs, ſont bien plus forts, & plus apparens lorſque la fiévre eſt vive, que lorſqu'elle eſt preſqu'inſenſible ; en effet l'affaiſſement & l'aſſoupiſſement qui ſont les premiers ſymptômes qui caractériſent les deux eſpéces de fiévres inflammatoires du cerveau, ſont plus conſidérables dans l'eſpéce qui eſt d'abord accompagnée d'une fiévre vive ; car, pour lors les glandes du cerveau ne ſont pas ſeulement comprimées par le gonflement des vaiſſeaux dans leſquels l'humeur épaiſſie eſt engorgée, elles le ſont par tous les vaisseaux sanguins & lymphatiques qui sont gonflés par la raréfaction de ces liqueurs, & de celles mêmes qui sont engorgées; au lieu que les glandes du cerveau ne sont comprimées que par le seul engorgement des vaisseaux lymphatiques, lorsque la fiévre est presque insensible.

Lorsqu'elle est vive, le délire est plus fort, & plus apparent; les Malades parlent haut, ils crient, ils s'agitent; leurs mouvemens convulsifs sont plus forts, plus fréquens, leurs yeux sont vifs, & étincelans, & souvent parsemés de vaisseaux rouges &c. au lieu que le délire est sourd, & souvent peu sensible, lorsque la fiévre est très médiocre; les Malades parlent bas, & entre leurs dents, leurs mouvemens convulsifs sont plus foibles & plus languissans, & souvent moins fréquens; ces Malades s'agitent moins, leurs yeux sont plutôt éteints & mornes, que vifs & étincelans; enfin l'inflammation des membranes du cerveau se fait plus tard, & ses progrès sont moins rapides lorsque la fiévre est médiocre, que lorsqu'elle est vive.

Quoique les accidens qui caractérisent ces deux espéces de fiévres dépendent d'une même cause, on doit cependant les distinguer en deux classes différentes, comme nous l'avons dit: car dans l'une ces accidens, c'est-à-dire, l'affaissement & l'assoupissement, sont accompagnés dès le commencement d'une fiévre assez vive; dans l'autre, la fiévre est presque insensible dans le commencement.

Nous nommerons la premiere: *Fiévre inflammatoire du cerveau*; il ne faut pas la confondre avec les fiévres continues simples, dans lesquelles les Malades ne sont assoupis, affaissés ou dans le délire, que pendant le fort du redoublement: car comme ces accidens disparoissent, dès que le redoublement est diminué, ils ne dépendent que de la raréfaction du sang; au lieu que ces mêmes accidens subsistant toujours dans les fiévres inflammatoires du cerveau, après que les redoublemens ſont ceſſés, ils ont une cauſe différente, conſtante & indépendante de la raréfaction des liqueurs, & de la fiévre : on ne doit donc pas donner le nom de fiévre inflammatoire du cerveau, comme on le fait ſouvent, à ces fiévres, dans leſquelles l'aſſoupiſſement, l'affaiſſement & le délire ne ſont que des accidens paſſagers & dépendans de la ſeule raréfaction des liqueurs. Par la même raiſon qu'on n'appelle pas les fiévres intermittentes, dans leſquelles les Malades ſont aſſoupis, ou ont le delire, &c. des fiévres malignes, & qu'on ne nomme pas fluxions de poitrine, les fiévres dans leſquelles les Malades ne crachent du ſang que dans le fort des redoublemens ; le nom de fiévre inflammatoires du cerveau n'eſt dû qu'aux ſeules fiévres dans leſquelles il y a un déſordre, ou un dérangement particulier & conſtant dans le cerveau, en conſéquence duquel l'inflammation s'y forme plutôt que dans aucun autre viſcére.

Nons nommerons la ſeconde eſpéce de fiévre inflammatoire du cerveau : *Fiévre maligne* ; ce nom lui a été donné, parce que la fiévre étant preſque inſenſible dans le commencement, elle ſemble ſe cacher, & ſe voiler dans les premiers tems : on ne doit pas non plus la confondre avec toutes les fiévres qui ſont très-vives dès le commencement.

Dans cette fiévre les liqueurs lymphatiques ſont plus épaiſſies, que dans la fiévre inflammatoire du cerveau; la médiocrité de la fiévre qui paroît dans le commencement en eſt une preuve certaine.

En effet la vivacité ou la médiocrité de la fiévre dépend toujours, ou de la quantité plus ou moins grande des humeurs qui paſſent dans le ſang, ou du caractere du ſang plus ou moins propre à s'allumer facilement; or puiſque la fiévre eſt preſque inſenſible dans le commencement des fiévres malignes, il eſt certain, ou qu'il paſſe pour lors peu d'humeur dans le ſang, ou que le ſang eſt moins diſpoſé à s'enflammer.

Les levains fiévreux ne peuvent paſſer en petite quantité dans le ſang, que, ou parce qu'il y en a peu de renfermé dans les liqueurs & dans les glandes, &c. ou parce que ceux qui y ſont ne peuvent ſe développer d'abord en abondance. Cette fiévre devenant ordinairement vive le troiſiéme ou quatriéme jour, quoique le Malade ait obſervé une diette exacte, & qu'une partie des humeurs ait été évacuée par les ſaignées, les lavemens, & ſouvent même par un purgatif; il eſt certain qu'il y avoit dès le commencement aſſez de levains fiévreux renfermés dans les liqueurs, dans les glandes, &c. pour cauſer une fiévre très vive: ainſi ſa médiocrité ou foibleſſe ne peut dépendre que de la petite quantité d'humeurs qui ſe développe à la fois.

Rien ne peut empêcher les humeurs de ſe développer en grande quantité, quand elles ſont abondantes, que l'épaiſſiſſement des liqueurs avec leſquelles elles ſont mêlées; d'où il ſuit que les liqueurs lymphatiques (dans leſquelles les levains fiévreux ſont renfermés) ſont plus épaiſſes & plus crues dans le commencement des fiévres vraiment malignes, qu'elles ne le ſont dans les premiers tems des fiévres inflammatoires du cerveau.

Le ſang s'allume plus ou moins promptement, ſelon que ſes parties ſont plus ou moins étroitement unies, & forment une maſſe plus épaiſſe & plus groſſiere; car il eſt conſtant qu'une liqueur fermente d'autant moins promptement, & d'autant moins facilement, que ſes parties ſont plus étroitement unies. Ainſi, en ſuppoſant que la médiocrité de la fiévre qui paroît dans le commencement des fiévres malignes, viennent du caractere du ſang peu propre à s'allumer, il ſeroit toujours certain que les liqueurs des Malades qui en ſont attaqués, ſont plus épaiſſies & plus compactes, pour ainſi dire, dans le commencement de cette maladie, qu'elles ne le ſont dans les premiers tems des fiévres inflammatoires.

Nous pouvons donc conclure de la médiocrité de la fiévre, qu'on remarque dans le commencement des fiévres malignes, & même de l'obſcurité ou de la foibleſſe des ſymptômes qui paroiſſent pour lors, que les liqueurs ſont plus épaiſſies & plus crues dans les premiers tems de ces fiévres, que dans le commencement des fiévres inflammatoires du cerveau.

Cet état différent des liqueurs, & la grande différence de la vivacité de la fiévre, demandent une conduite différente dans le traitement ou la curation de ces deux eſpéces de fiévre, ſur-tout dans leur commencement. C'eſt pourquoi nous en ferons deux Mémoires ſéparés, d'autant plus que la guériſon des Malades dépend ordinairement de la maniere dont ils ont été traités dans les premiers jours.

Curation des Fiévres inflammatoires du Cerveau.

Nous avons marqué que l'affaiſſement, l'aſſoupiſſement, &c. étoient des accidens qui caractériſoient les fiévres inflammatoires du cerveau; mais nous avons fait obſerver en même tems que ces accidens pouvant être cauſés par la ſeule raréfaction du ſang, ils ne décidoient pas du caractere de la maladie, tant que la fiévre étoit très-vive. Elle eſt toujours conſidérable dès le premier accès de la fiévre inflammatoire du cerveau, proprement dite; ainſi on ne peut pas décider, dès le premier accès, ſi le Malade en eſt attaqué, quoiqu'il ſoit fort aſſoupi, fort affaiſſé, qu'il rêve, &c. il faut attendre que la force de ce premier accès ſoit paſſée. Si tous ces accidens ne diſparoiſſent pas après que le redoublement eſt fort diminué, il ſera certain qu'ils dépendent d'une cauſe indépendante de la fiévre, c'eſt-à-dire, d'un engorgement conſtant dans les vaiſſeaux lymphatiques du cerveau, & par conſéquent que le cerveau eſt menacé d'une inflammation prochaine.

Il ſeroit très imprudent d'attendre que la maladie fût caractériſée, pour preſcrire les remédes capables de diſſiper les accidens qui paroiſſent; car quoiqu'ils ne dépendent que de la grande raréfaction des liqueurs, il eſt toujours certain que tous les vaiſſeaux ſanguins & lymphatiques du cerveau, ſont extrêmement gonflés, & diſtendus; on doit donc craindre qu'il ne ſe faſſe des engorgemens dans quelques-uns de ces vaiſſeaux, ſur-tout dans les capillaires, ou dans les petits vaiſſeaux ſanguins, qui pénetrent dans la ſubſtance du cerveau: car, ces derniers n'étant pas ſoutenus comme ceux des autres parties, par des membranes fortes & élaſtiques, ils peuvent être plus aiſément engorgés ou crevés.

La ſaignée eſt de tous les remédes connus, celui qui déſemplit plus promptement les vaiſſeaux gonflés & dilatés par la raréfaction des liqueurs. Celle qui eſt faite à un des pieds, déſemplit plus parfaitement & plus promptement les vaiſſeaux du cerveau qu'aucune autre: on doit donc ſaigner les Malades à un des pieds, dès que la chaleur de la fiévre eſt bien établie, & qu'on s'apperçoit qu'ils ſont aſſoupis, affaiſſés, ou qu'ils ſe plaignent d'une douleur, ou d'une peſanteur de tête conſidérable.

La ſaignée du pied eſt d'autant plus néceſſaire, que les engorgemens dans le cerveau ne ſe font pas toujours avant que la fiévre paroiſſe, ou dans le premier friſſon, ou dans le premier accès, comme il arrive le plus ordinairement. La pratique nous apprend qu'ils ne ſe font quelquefois que dans le ſecond, ou même dans le troiſiéme redoublement; de même que les engorgemens du poulmon ne ſe font quelquefois que le deuxiéme, ou le troiſiéme jour de la maladie, & de même que les boutons ou taches de la rougeole ne paroiſſent que deux ou trois jours après que la fiévre a commencé, comme nous l'avons dit : ainſi une fiévre qui n'eſt réellement que continue ſimple dans les premiers jours, c'eſt-à-dire, qui n'eſt d'abord accompagnée d'aucun engorgement dans le cerveau, peut devenir une fiévre inflammatoire du cerveau, parce qu'il s'y fait un engorgement dans le ſecond ou le troiſiéme redoublement, c'eſt pourquoi il eſt toujours néceſſaire de commencer par ſaigner du pied les Malades attaqués de la fiévre, dès qu'ils ſe plaignent d'un grand mal de tête, ou qu'ils ſont aſſoupis, &c.

Trois ou quatre heures après cette ſaignée, on donnera au Malade un lavement d'eau, & deux ou trois heures après, on fera une ſeconde ſaignée du pied, ſuppoſé que la fiévre & les autres accidens ne ſoient pas fort diminués. Trois ou quatre heures après on lui donnera un ſecond lavement d'eau.

Enfin, on feroit faire une troiſiéme ſaignée ſept ou huit heures après la ſeconde, s'il n'y avoit pas une diminution bien marquée dans la grandeur de la fiévre & des accidens.

Pendant ce premier accès, on ne donnera point de bouillon au Malade, à moins qu'il ne ſoit épuiſé, ou qu'il n'ait été mal nourri, ou qu'il n'ait fait précédemment une grande diette : car en ce cas, on pourroit lui donner un bouillon une heure après la premiere ſaignée, & on continueroit enſuite à lui en donner un de quatre heures en quatre heures; mais en général, il faut attendre, autant qu'il eſt poſſible, que le premier accès ſoit fort diminué, parce qu'ordinairement l'eſtomach & les inteſtins ſont farcis d'humeurs & de crudités, qui corrompent les bouillons.

Quoiqu'on ne donne point de nourriture aux Malades, il faut cependant commencer par leur faire boire beaucoup de ptiſane, dès que le friſſon eſt paſſé, & que la chaleur eſt marquée, afin de détremper le plus qu'il ſera poſſible, les humeurs contenues dans les premieres voyes, & de donner de la fluidité aux liqueurs épaiſſies qui coulent difficilement dans leurs vaiſſeaux.

Deux heures après que cet accès eſt fort diminué, on fera prendre au Malade un lavement purgatif.

Si l'aſſoupiſſement & l'affaiſſement du Malade ne font que diminuer, après que ce premier accès eſt fort médiocre, & qu'ils ne diſparoiſſent pas entiérement; on aura lieu de croire qu'ils ſont cauſés par un engorgement dans les vaiſſeaux du cerveau, & qu'ils ſont indépendans de la fiévre; ainſi on tâchera de donner de la fluidité aux liqueurs épaiſſies & engorgées, par les apozèmes marqués à la fin de ce Mémoire. On leur en donnera deux grandes taſſées à une demi-heure de diſtance l'une de l'autre, & à une heure & demie ou deux heures de diſtance des bouillons.

Si on a vu le Malade dès le commencement du premier accès, & qu'on l'ait fait ſaigner du pied deux ou trois fois pendant le cours de cet accès, on s'en tiendra à l'uſage des bouillons, de la ptiſane, & des apozèmes, juſqu'à ce que le ſecond redoublement recommence. On pourra même lui donner un lavement d'eau, cinq ou ſix heures après le lavement purgatif.

Si le Malade n'avoit pas été ſuffiſamment ſaigné pendant le premier accès, on le feroit ſaigner du pied, pendant le tems même où la fiévre n'eſt pas violente; car il ne ſuffit pas de déſemplir les vaiſſeaux en général, il faut de plus, que les liqueurs puiſſent couler aiſément dans les vaiſſeaux du cerveau, qui ſont comprimés & rétrécis.

Dès que le ſecond redoublement paroît, il faut reſſaigner les Malades d'un des pieds, pourvû cependant qu'il y ait au moins six ou sept heures qu'il ne l'ait été. On continuera à leur donner des bouillons & des apozèmes aux heures marquées ci-dessus. On leur fera boire fort souvent de la ptisane, & on leur donnera un lavement d'eau, trois ou quatre heures après la saignée.

Si cette saignée diminue beaucoup la vivacité de la fiévre & que le redoublement se calme quelque tems après, on donne un second lavement d'eau, trois ou quatre heures après le premier, sur-tout si le Malade a des grouillemens dans le ventre, ou des envies d'aller au bassin.

Si au contraire cette saignée ne diminue pas considérablement le redoublement, & si la grandeur des accidens marque que l'engorgement des vaisseaux lymphatiques du cerveau augmente, & que l'inflammation se forme, ou fait des progrès, il faut ressaigner le Malade du pied, & faire cette saignée cinq ou six heures après la précédente; car il faut avoir pour regle de saigner les Malades du pied dans le commencement de cette maladie, toutes les fois que l'augmentation des accidens nous fait connoître que le désordre du cerveau devient plus considérable.

Les symptômes qui font connoître que l'engorgement des vaisseaux lymphatiques du cerveau augmente, sont l'augmentation de l'abattement, de l'assoupissement, de la douleur de tête, ou de sa pesanteur, & un délire plus marqué.

Ceux qui marquent que l'inflammation commence, ou qu'elle fait des progrès, sont l'agitation plus grande des Malades, pendant même leur assoupissement. Ils se remuent sans cesse, ne trouvant aucune situation commode. Ils entendent presque continuellement un bruit pareil à celui que produit un vent impétueux, ou une chute d'eau, ou le son des cloches. Ils ne peuvent fermer les yeux, qu'ils ne croyent voir des personnes absentes, ou des figures extraordinaires ; ils ne peuvent ſoutenir la lumiere : leur délire eſt plus vif, non-ſeulement dans le fort du redoublement, mais même après qu'il eſt fini : leurs doigts, ou quelques autres parties ſe remuent involontairement, & on remarque ſouvent dans le blanc de leurs yeux, des vaiſſeaux gorgés de ſang.

Lorſque l'inflammation eſt devenue conſidérable, on obſerve que les mouvemens convulſifs ſont beaucoup plus vifs & plus fréquens, on les remarque ſur-tout dans les doigts, & même dans les lévres. Ces Malades crient, ils parlent haut, ils veulent battre, ou ils tombent dans un affaiſſement général, ils n'avertiſſent plus les perſonnes qui ont ſoin d'eux, des beſoins qu'ils peuvent avoir ; le ventre ſe tend, le mouvement de la langue, des yeux, des paupieres, ou de quelqu'autre partie, n'eſt plus libre ; & nous voyons même quelquefois quelques-unes de ces parties tomber en paralyſie.

Enfin, lorſque l'inflammation eſt pouſſée à un certain degré, le cours des eſprits animaux eſt interrompu, toutes les parties perdent leur reſſort, la reſpiration devient difficile, & la mort ſuit ordinairement de près ces accidens.

Toutes les fois donc que les accidens marqués ci-deſſus, ou pluſieurs d'eux, font connoître que l'inflammation eſt conſidérable, ou qu'elle fait des progrès, il faudra réitérer les ſaignées du pied, pendant le redoublement, autant de fois que les forces du Malade peuvent le permettre. Il eſt pour lors fort utile de faire de grandes ſaignées ; car on prévient plus ſûrement les inflammations, en tirant en une fois une grande quantité de ſang, qu'en en tirant un peu davantage en deux ſaignées. Nous en détaillerons les raiſons dans le Traité des fiévres, que nous donnerons pour les Etudians en Médecine.

Quoique la ſaignée ſoit de tous les remédes celui qui peut arrêter le plus promptement les progrès de l'inflammation, il ne faut pas cependant oublier que l'engorgement des vaiſſeaux lymphatiques du cerveau eſt la premiere cauſe de l'inflammation de ce viſcére ; ainſi on doit toujours avoir en vûe de débarraſſer ces vaiſſeaux. Pour y réuſſir, il faut donner de la fluidité à la lymphe épaiſſie qui eſt arrêtée.

On ne peut lui en donner que par des remédes qui lui ſoient homogênes, puiſque les autres ne pourroient s'y mêler exactement, ni la pénétrer, comme nous l'avons dit : ainſi, après avoir détrempé les liqueurs, par la grande boiſſon & les apozèmes, après avoir débarraſſé les inteſtins par pluſieurs lavemens, & ſur-tout après avoir diminué la roideur & la tenſion des parties ſolides par les ſaignées, on mettra en uſage des remédes plus capables de diviſer la lymphe épaiſſie, ayant ſoin de les rendre légérement laxatifs : car on doit avoir pour régle génerale, de tenir fort libre le ventre des Malades attaqués de ces fiévres, afin d'évacuer doucement les humeurs, à meſure qu'elles deviennent fluides; car quand elles ſéjournent dans les vaiſſeaux, elles augmentent la fiévre, & donnent plus d'agitation au Malade. On commencera donc à la fin de ce ſecond redoublement, à donner aux Malades qui ne ſont pas fort pauvres, l'Opiat ſuivant. Ils en avaleront une priſe deux heures après chaque bouillon, dans du pain à chanter, ou délayé dans deux cuillerées d'eau, & ils boiront par-deſſus, deux grandes taſſées de l'apozème marqué à la fin de ce Mémoire, à une demi-heure de diſtance l'une de l'autre.

Lorſque les Malades ſont dans une grande pauvreté, on mettra en poudre fine une Pilulle univerſelle purgative, ou une Pilulle & demie ?on mêlera cette poudre dans une pinte de leurs apozémes ou de leur ptiſane. Ils en boiront deux taſſées entre chaque bouillon, comme il eſt marqué, & on aura ſoin de remuer la bouteille chaque fois qu'on en donnera. Ces remédes pénétrent la lymphe arrêtée dans les vaiſſeaux du cerveau, ils la divisent, sans donner trop de mouvement aux liqueurs, & ils entretiennent la liberté du ventre, sans causer d'irritation ; ils ne doivent pas cependant empêcher qu'on ne continue à donner des lavemens.

On continuera l'usage de l'Opiat, ou des Pilulles universelles purgatives, tant que la fiévre sera médiocre : mais dès que le troisiéme redoublement commencera à être marqué, on cessera l'usage de ces remédes : ils ne causeroient point de grands désordres, quand même on en prendroit dans le fort du redoublement ; mais comme ils ne procureroient pas pour lors d'évacuation, & qu'ils augmenteroient le bouillonnement des humeurs, il faut les supprimer dès que la fiévre est vive.

Si ce troisiéme redoublement est violent, si la douleur de tête, ou l'assoupissement sont plus considérables ; si le délire est plus marqué ; si la langue est très-séche, & la peau très-ardente, on saignera le Malade du pied dès le commencement, & on réitérera la saignée pendant le cours de ce redoublement, si la violence de la fiévre, ou la grandeur des accidens le demande ; du reste, on fera boire le Malade souvent ; il prendra ses bouillons aux heures marquées, & on lui donnera de six heures en six heures, un lavement d'eau, excepté dans le tems de la sueur.

Dès que ce redoublement sera fini, on examinera si la langue est moins séche, & la peau moins ardente, qu'elles n'étoient à la fin des autres redoublemens; si les urines sont moins crues ; si elles font quelque dépôt, ou si l'on y remarque quelque matiere mucilagineuse, suspendue en forme de nuage, & sur-tout si les lavemens ont fait couler des matiéres bilieuses & fondues comme une espece de purée jaune : en ce cas, on profitera du moment de la rémission de la fiévre, pour faire vomir le malade, & on se servira de la Poudre vomitive, selon qu'il est marqué dans le Mémoire de son usage, ayant attention de la donner assez tôt, pour que son effet puisse être fini avant le commencement du prochain redoublement : pendant l'opération de ce reméde, le Malade boira encore plus souvent qu'à l'ordinaire, sur-tout s'il a des envies de vomir.

Si au contraire on ne remarque pas à la fin de ce redoublement, une grande diminution dans la sécheresse de la langue, & dans l'ardeur de la peau, si les urines ne sont pas moins crues, si les lavemens n'ont pas entraîné des matieres bilieuses & fondues, il ne faudra point donner de vomitif, ni de purgatif, & on recommencera l'usage de l'Opiat, & des apozèmes, comme il est marqué ci-dessus, ou bien on rendra les apozèmes ou la ptisane laxatifs & fondans, en y mêlant une Pilulle purgative, comme il est prescrit à la fin de ce Mémoire. On donnera au Malade un lavement purgatif deux ou trois heures après que le redoublement sera fort diminué: on conduira ainsi le Malade jusqu'au commencement du redoublement suivant; pour lors on cessera ces remédes, on le fera boire souvent, & on lui donnera les bouillons à l'ordinaire, des lavemens d'eau, & on le saignera du pied tout autant de fois que la vivacité de la fiévre & la grandeur des accidens le demanderont.

On continuera la même conduite jusqu'à ce qu'on observe des signes de coction dans les humeurs, c'est-à-dire,

1°. Qu'on donnera au Malade un lavement purgatif à la fin de chaque redoublement; qu'on lui fera prendre entre les redoublemens, de l'Opiat fondant, & des apozèmes, ou de la ptisane rendue laxative, & les bouillons à l'ordinaire.

2°. Que pendant le redoublement, on suspendra ces remédes; qu'on fera boire le Malade encore plus souvent que dans l'intervalle des redoublemens; qu'on lui donnera des lavemens d'eau, & qu'on le saignera du pied, lorsque la violence de la fiévre, ou la grandeur

deur des accidens le demanderont; mais dès que la diminution de l'ardeur de la peau, & de la sécheresse de la langue, ou le caractére des urines, & sur-tout celui des évacuation du bas-ventre, nous assureront que les humeurs sont en fonte, & que les parties solides sont détendues, pour lors on profitera du premier intervalle qui se trouvera entre les redoublemens pour évacuer les Malades.

Nous observons quelquefois ce changement heureux dans les urines & dans les évacuations du bas-ventre à la fin du troisiéme redoublement, en comptant le premier accès; mais ce changement favorable ne paroît le plus souvent qu'après le cinquiéme redoublement, ou même quelquefois après le septiéme; ainsi on ne purge pour lors que le sixiéme ou le huitiéme jour de la maladie.

On commencera par un vomitif: il est d'abord préférable au simple purgatif, 1°. Parce qu'il débarrasse mieux l'estomach. 2°. Parce que les efforts qu'il fait faire, fouettent les liqueurs, & ne peuvent dégager les vaisseaux engorgés. 3°. Parce que son effet étant plus prompt & plus court, il est presque toujours fini avant que le prochain redoublement recommence; ainsi on donnera pour lors au Malade une prise de la poudre vomitive proportionnée à son âge, à ses forces, &c. & comme il est marqué dans le Mémoire de l'usage de ce reméde.

Si le redoublement qui suit l'effet du vomitif est violent; s'il est accompagné d'un mal de tête considérable; si l'assoupissement est profond; si le délire est plus marqué, ou plus continuel; si les mouvemens convulsifs sont plus fréquens & plus forts, on ressaignera encore le Malade d'un des pieds dans le fort du redoublement: on observera au reste pendant ce redoublement, le régime marqué ci-dessus.

Dès qu'il sera sur la fin, on recommencera l'usage

de l'Opiat & des apozèmes, comme nous l'avons dit précédemment.

Dans le redoublement suivant, on réitérera la saignée du pied, supposé que la grandeur de la fiévre & des accidens la rendent indispensable; mais autrement, on ne la fera pas, on se contentera de faire boire beaucoup le malade, de lui faire prendre ses bouillons à l'ordinaire, & de lui donner des lavemens d'eau.

On examinera attentivement l'état du Malade à la fin de ce redoublement. Si les évacuations du bas ventre qu'a eues le Malade depuis le vomitif, ont été crues & séreuses; si on ny a point vu de matiére bilieuse; si la peau est ardente & séche, on recommencera simplement l'usage de l'Opiat, des apozèmes, & des ptisanes fondantes : on donnera un lavement purgatif deux heures après la fin de ce redoublement, & on observera le régime marqué ci-dessus.

Si au contraire on a vu couler de la bile; si l'ardeur de la peau, &c. ne sont pas fort considérables, & que les urines ne soient pas crues, on profitera de ce moment pour purger le Malade.

Lorsque le vomitif précédent a fait jetter au Malade des vers par la bouche, ou lorsqu'il a vomi de la bile, depuis qu'il a pris ce reméde, ou lorsqu'il a eu de fréquentes envies de vomir, pour lors on lui donnera une seconde prise de poudre vomitive, pareille à la premiere, & de la même maniere : lorsqu'au contraire l'estomach paroît avoir été bien débarrassé par la premiere prise du vomitif, on se servira d'un purgatif simple pour évacuer le Malade; ainsi on lui donnera une dose de la poudre fébrifuge convenable à son âge & à ses forces, &c. ou une prise des Pilulles universelles purgatives, comme il est marqué dans le Mémoire de leur usage.

Pendant le redoublement qui surviendra, on conduira le Malade, comme il a été dit: & dès qu'il sera fini on recommencera l'usage de l'Opiat, des apozèmes, des lavemens purgatifs, &c. pour mettre les humeurs en fonte, & disposer le Malade à être purgé à la fin de ce redoublement; ainsi cette purgation sera donnée deux jours après la précédente. On continuera à purger le Malade tous les deux ou trois jours, & à lui faire prendre dans l'intervalle des redoublemens, de l'Opiat, des apozèmes, &c. jusqu'à ce que la fiévre soit finie, ou fort diminuée, & que les accidens soient dissipés. Si le ventre est fort libre sans le secours des lavemens, on ne donnera pas, ni d'Opiat ni d'apozèmes purgatifs, ni de ptisanes laxatives.

Si le délire, l'assoupissement, les mouvemens convulsifs, & autres accidens ne diminuoient pas sensiblement après que le Malade aura été suffisamment saigné du pied, qu'il aura vomi, ou qu'il aura été purgé une ou deux fois, pour lors il sera certain que l'inflammation fait des progrès; elle dépend premierement (comme nous l'avons dit,) de l'engorgement, des vaisseaux du cerveau. Le peu de succès des remédes qu'on aura donnés pour dissiper cet engorgement, doit déterminer à se servir d'autres remédes plus actifs, & plus efficaces.

De tous ceux que j'ai mis en usage, je n'en ai point trouvé qui causât plus promptement une fonte salutaire dans la lymphe particuliere au cerveau, & qui débarrassât plus vîte & plus sûrement les vaisseaux lymphatiques de ce viscére, que la poudre de Cantharides, appliqué extérieurement sous la forme de l'emplâtre, auquel on donne le nom de Vésicatoire, par rapport à son effet; ainsi on appliquera pour lors entre les épaules, ou dans l'intérieure des cuisses, un grand emplâtre vesicatoire, chargé de poudre de Cantharides: cet emplâtre sera environ de la grandeur de la paume de la main du Malade, & pour empêcher qu'il ne tombe, on aura l'attention, 1°. De laisser un grand rebord au cuir sur lequel on aura étendu ce vésicatoire, pour pouvoir étendre ſur tout ce rebord un autre emplâtre nommé *Aglunatif*, tel que celui d'André de la Croix, 2°. On appliquera par-deſſus l'emplâtre, un bandage convenable, afin qu'il reſte dans la même place. On levera cet emplâtre dix ou douze heures après qu'il aura été appliqué; on ſéparera avec une ſpatule, ou le manche d'une cuilliere, tout l'épiderme, qui aura été détaché, & qui couvre encore ſouvent l'endroit où l'emplâtre a agi; on couvrira enſuite toute la playe avec un emplâtre de ſuppuratif ſimple; on panſera cette playe toutes les douze heures, avec du ſuppuratif : mais ſi on s'apperçoit qu'elle ne ſuppure pas beaucoup, ou que le délire, l'aſſoupiſſement, les mouvemens convulſifs ne diminuent pas, on mettra toutes les vingt-quatre heures ſur l'emplâtre ſuppuratif, une petite pincée de Cantharides en poudre fine.

Dès qu'on aura projetté d'appliquer l'emplâtre véſicatoire, on ceſſera l'Opiat, ou les ptiſanes fondantes & laxatives, & les apozèmes : on changera la ptiſane ordinaire, & on fera boire au Malade de celle qui eſt marquée à la fin de ce Mémoire, pour éviter que les véſicatoires ne cauſent quelqu'ardeur d'urine; le Malade en commencera l'uſage quelques heures avant qu'on applique les véſicatoires, ou du moins en même tems.

Il ne faut pas attendre que les accidens ſoient devenus très-conſidérables, pour ſe ſervir de ces emplâtres; mais il ne faut pas non plus les appliquer, avant que le Malade ait été ſuffiſamment ſaigné, qu'il ait été détrempé, & ait été bien évacué.

Pendant l'uſage de ces emplâtres, il faut entretenir le ventre du Malade fort libre par des lavemens; & s'ils ne ſuffiſent pas, on rendra leur ptiſane légérement purgative, comme il eſt marqué à la fin de ce Mémoire.

L'application de ces emplâtres ne doit point empêcher de purger les Malades de deux ou trois jours l'un, comme nous avons dit. On se servira pour lors de Pilulles universelles écrasées, & mises en bol avec l'huile d'amandes douces, ou l'huile ordinaire. Le Malade avalera ce bol enveloppé dans du pain à chanter, & il boira par-dessus un verre de ptisane, ou il délayera ce bol dans deux cuillerées d'eau ou de ptisane; & il boira un verre par dessus.

L'effet que produisent ces emplâtres, peut suppléer en quelque façon aux saignées; ainsi on ne tirera point de sang au Malade,(après que les emplâtres auront été appliqués,) à moins que la violence de la fiévre, la dureté du pouls, & la grandeur des accidens ne le demandent.

S'il survient des ardeurs d'urine, on lavera l'emplâtre vésicatoire, & on ne mettra sur la playe que du suppuratif simple; & si elles sont très-violentes, on tirera au Malade deux palettes de sang de la veine jugulaire, ou d'une des veines du bras.

Lorsque le délire, l'assoupissement, les mouvemens convulsifs, &c. seront cessés; pour lors on ne mettra plus de suppuratif sur la playe, on se contentera d'y mettre du beurre sur une feuille de poirée, & on laissera la playe sécher, & se fermer insensiblement, ayant soin de purger le Malade tous les deux ou trois jours, jusqu'à ce que la fiévre & les autres accidens soient dissipés: on se servira d'un purgatif doux; ainsi les Pauvres prendront une dose convenable de Pilulles universelles, ecrasées, & mises en bol avec l'huile, comme nous avons dit; & les riches avaleront une potion faite avec la casse, la manne, &c.

Si l'on remarque qu'il survienne périodiquement un léger mouvement de fiévre, après que les accidens auront été dissipés, & que le Malade aura été bien purgé, on aura recours à l'Opiat, ou à la ptisane de Quinquina, comme nous l'avons déja dit dans le Mémoire des fiévres continues, simples, & inflammatoires.

S'il survient un dévoyement dans le commencement de la Maladie, on examinera son caractére : s'il est bilieux & humoral, c'est-à-dire, de la consistence d'une purée un peu jaunâtre, il ne faut pas l'arrêter : s'il est séreux , c'est à dire, si les évacuations sont comme un eau légérement teinte en jaune ou verdâtre, on donnera aux Malades les prisanes suivantes, & on mettra dans les bouillons un peu de purée de lentilles : on se servira aussi pour purgatif du Rapontic, comme il est marqué dans le Mémoire des fiévres inflammatoire du poulmon.

Il se fait assez souvent dans les fiévres inflammatoires du cerveau, des éruptions à la peau sous différentes formes : elles ne paroissent quelquefois que comme des taches d'un rouge pourpré, ce qui fait donner à ces fiévres le nom de fiévres pourpreuses. On observe aussi d'autres éruptions pareilles à de petites vésicules blanches & transparentes, qui ne sont remplies que d'une sérosité trés-saline. Ces éruptions ne changent point le caractere de la Maladie, & ne doivent par conséquent rien changer dans la maniere de les traiter; ainsi elles ne doivent pas empêcher qu'on ne saigne le Malade toute les fois que la violence de la fiévre & la grandeur des accidens indiqueront la nécessité de ce reméde, & qu'on ne le purge dès que les humeurs seront rendues fluides, & que les parties solides seront souples.

Les sueurs qui surviennent dans le commencement de la Maladie, & pendant la force des redoublemens, ne doivent pas non plus empécher de saigner pendant méme qu'elles durent, ces sortes de sueurs n'étant point salutaires, & dépendant toujours de la difficulté que le sang a à passer par les vaisseaux capillaires sanguins.

On doit éviter dans ces fiévres encore plus soigneusement que dans les fiévres continues simples, de trop couvrir les Malades, lorsque les sueurs paroisſent, ou de faire grand feu dans leur chambre, ou de fermer exactement les rideaux de leur lit, ou de leur donner du vin, du ſucre, ou autres liqueurs ſpiritueuſes : rien n'eſt plus pernicieux, car ces liqueurs ou la trop grande chaleur ne font qu'augmenter la raréfaction du ſang de l'inflammation, dont les progrès ſe font pour lors beaucoup plus rapidement; il faut donc ſe contenter d'entretenir une chaleur douce dans la chambre, de couvrir ſuffiſamment les Malades pour qu'ils n'aient point froid, de leur donner les ptiſanes & les bouillons toujours chauds; il faut tenir leurs rideaux un peu ouverts, & même les ouvrir beaucoup de tems en tems, afin qu'un air nouveau entre dans leur lit, & qu'ils ne reſpirent pas toujours celui qui eſt infecté par leur tranſpiration.

Si pendant le cours de la maladie, les Malades ſe plaignent d'aigreurs, on leur fera prendre immédiatement avant chaque bouillon, vingt ou trente grains de craye blanche, ou de craye de Briançon, ou d'yeux d'écreviſſes, délayés dans deux ou trois cuillerées de leur bouillon, & ils boiront le reſte par-deſſus.

S'ils rendent des vers, on fera fondre dans chaque bouillon deux ou trois grains de ſel d'abſinthe, juſqu'à ce qu'il n'en paroiſſe plus, comme nous l'avons dit dans le Mémoire des fiévres continues ſimples.

Si on n'a pas vu les Malades dès le commencement, il faudra les mettre à une diette très-ſévére, & leur faire trois ou quatre ſaignées du pied, à ſix ou ſept heures d'intervalle les unes des autres, ſelon que les forces du Malade le permettront, & que la grandeur des accidens le demandera ; car il faut tâcher d'arrêter le progrès d'une inflammation déja fort avancée.

Bouillon.

Les bouillons des gens aiſés ſeront faits avec le veau & la volaille ; on ſe ſouviendra de les faire fort légers.

Ceux des pauvres feront faits avec la freffure, ou les extrémités des animaux, & ceux des Malades qui font dans l'extrême mifere, feront faits avec du ris, ou de la farine & de l'eau, comme je l'ai déja marqué dans les Mémoires des fiévres intermittentes & des fiévres continues fimples.

On fe fouviendra qu'il faut mettre des lentilles ou de la purée de lentilles dans les bouillons, quand il y a du dévoyement.

Ptifane.

Les ptifanes ordinaires feront faites avec le chiendent & la régliffe, & l'on y joindra, quand on pourra, de la racine de chicorée fauvage.

Lorfqu'on veut la rendre laxative, on délaye dans une pinte de ptifane ou une Pilulle, ou une Pilulle & demie univerfelle purgative, ayant foin de la mettre auparavant en poudre, & de bien remuer le pot toutes les fois qu'on en donnera au Malade: on ceffe ces ptifanes dès que le ventre eft fuffifamment libre, ou que le redoublement commence.

Lorfqu'il fait une grande chaleur, on peut mettre dans la ptifane ordinaire de la racine d'ozeille à la place de la racine de chicorée fauvage, ou bien on y écrafe quelques grofeilles rouges, pour leur donner un petit goût aigrelet,

Quand les urines font rouges, ou qu'elles ne paffent pas abondamment, on fait fondre dans chaque pinte de ptifane, un gros de Nitre purifié, ou du Criftal minéral.

Lorfqu'il y a du dévoyement, l'on fe fert de la ptifane faite avec de la mie de pain defféchée, & la corne de cerf calcinée, ou les os de bœufs calcinés, comme nous l'avons marqué dans le Mémoire des fiévres continues fimples.

Ptisane dont on doit se servir, quand on a le dessein de faire appliquer les vésicatoires.

Prenez une botte de chiendent, une demi-poignée d'orge, faites bouillir le tout pendant un demi-quart d'heure dans une grande pinte d'eau; en retirant le pot du feu, on y jettera un peu de racine de Guimauve concassée, & on y ajoutera, si l'on peut, un gros de Nitre purifié, ou de Cristal mineral; on laissera réfroidir le tout, ensuite on le passera.

Opiat que les Malades doivent prendre dans l'intervalle des redoublemens.

Prenez Diaphorétique minéral, un scrupule; Tartre vitriolé, dix-huit grains; le tout en poudre fine; incorporez le avec le syrop de Capillaires, ou le syrop commun, & le partagerez en trois prises, pour les Malades qui ont passé quinze ans, & en six prises, pour ceux qui n'ont pas encore cet âge.

Si on ne peut avoir de bon Tartre vitriolé, on mettra à la place trente-six grains de sel admirable de Glauber.

Apozème.

Les apozèmes seront faits avec des feuilles de Chicorée sauvage, de Bourrache & de Buglose, de chacune une poignée coupées menu; on fera bouillir le tout pendant deux ou trois minutes, dans un pot de terre, avec une grande pinte d'eau, ensuite on le passera.

Lorsqu'on voudra le rendre purgatif, on y fera fondre trois gros, ou une demi-once de sel admirable de Glauber, supposé que les Malades soient à leurs aises.

Lorsqu'ils sont pauvres, on délayera dans une pinte de cet apozème, une, ou une Pilulle & demie univerſelle purgative, après les avoir écraſées, & miſes en poudre, pour lors on ne rendra pas leur ptiſane purgative.

On ceſſe de mettre des purgatifs dans les apozèmes & dans les ptiſanes, lorſque le ventre eſt ſuffiſamment libre, ou lorſque le redoublement commence.

Les purgations dont on ſe ſert lorſqu'il y a du dévoyement, ſeront faites, comme il eſt marqué dans le Mémoire des fiévres inflammatoires du poulmon, avec le Rapontic.

On ſe ſervira auſſi des préparations du Quinquina, qui ſont marquées dans ce même Mémoire, lorſqu'il s'agira d'arrêter de légers mouvemens de fiévre périodique qui ſe ſoutiennent quelque fois après que l'inflammation du cerveau eſt ceſſée.

METHODE

SUIVANT LAQUELLE LES perſonnes charitables doivent traiter les Pauvres de la campagne attaqués de Fiévres malignes.

LA chaleur de la peau, la fréquence & l'élévation du pouls des perſonnes attaquées de la fiévre vraiement maligne, différent ſi peu de l'état naturel dans le commencement de cette maladie, que celles qui ne ſont pas verſées dans la pratique de la Médecine ne s'apperçoivent pas que les Malades ont de la fiévre, comme nous l'avons dit : mais les Praticiens obſervant que le pouls eſt plus ſerré, c'eſt-à-dire, plus petit & plus fréquent que dans l'état naturel, la diſtinguent aiſément, & en connoiſſent le caractére par l'abattement, & l'assoupissement des Malades ; en effet, on observe que dès les premiers momens de la maladie, ils sommeillent presque toujours, dès qu'on cesse de leur parler, qu'ils ne changent point, ou rarement de situation, qu'ils sont dans une grande indolence, & dans une indifférence extrême pour tout: leur état fâcheux ne les intimide point, & il n'agite pas ceux mêmes qui sont les plus inquiets, dès qu'ils ont la plus légere incommodité : ils ont quelquefois une assez grande douleur de tête; mais le plus souvent ils ne la sentent que lourde, & pésante; enfin leur grande indifférence pour tout, & sur eux mêmes, marque sensiblement l'engourdissement général de tous leurs sens.

Ces accidens dépendent, comme nous l'avons marqué, de la trop petite quantité d'esprits que reçoivent toutes les parties, & nous avons fait connoître dans le Mémoire précédent, que la compression & rétrécissement des glandes du cerveau en étoit la cause.

Nous avons fait observer que cette compression & ce rétrécissement des glandes ne pouvoient être causés que par le gonflement des vaisseaux qui les entourent.

La raréfaction des liqueurs ne peut être la cause de leur gonflement, puisque dans cette maladie la fiévre est presque insensible dans le commencement, & que la chaleur de la peau, & l'élevation du pouls, sont presque dans un état naturel.

Le gonflement de ces vaisseaux ne peut pas venir non plus d'une trop grande abondance générale des liqueurs, c'est-à-dire, de sang, de lymphe, &c. car en ce cas, les accidens qui dénotent & qui accompagnent une plethore générale, auroient paru avant la maladie. 2°. Les vaisseaux de toutes les autres parties seroient également gonflés, toutes les glandes seroient comprimées, & les fonctions de tous les viscéres seroient dérangées : il est donc certain que le gonflement des vaisseaux du cerveau ne dépend pas de la trop grande abondance des liqueurs en général : ainsi leur gonflement ne peut être causé que par l'arrêt ou le séjour des liqueurs qui y sont poussées, & qui s'y accumulent; ces liqueurs ne s'y arrêteroient pas, si elles jouissoient de leur fluidité, ou de leur finesse naturelle; d'où il suit que le gonflement des vaisseaux du cerveau, est causé par l'épaississement & le séjour des liqueurs qui y passent.

Si toutes les liqueurs du corps étoient de même épaissies, au point de ne pouvoir couler aisément par les vaisseaux les plus fins, toutes les sécrétions & toutes les fonctions seroient dérangées, comme nous avons dit : or puisqu'il n'y a que les glandes du cerveau dont les fonctions seroient interrompues, il est vrai-semblable, qu'il n'y a que les vaisseaux du cerveau qui soient engorgés, & par conséquent, qu'il n'y a que la liqueur particuliere qui est poussée dans ces glandes, qui soit épaissie, comme nous l'avons dit dans le Mémoire précédent.

Le gonflement & l'engorgement des vaisseaux fins & capillaires qui renferment cette liqueur, qui est propre & particuliere au cerveau, produisent bien-tôt un engorgement dans les gros vaisseaux lymphatiques, & dans les vaisseaux sanguins; ainsi ils causent l'inflammation de ce viscere, comme nous l'avons dit.

Tant que les seuls vaisseaux lymphatiques sont gonflés & engorgés, les accidens de la maladie sont sourds, & peu sensibles à ceux qui ne sont pas instruits, parce que la lymphe n'est pas poussée avec une force comparable à celle avec laquelle les vaisseaux sanguins agissent sur la liqueur qu'ils renferment, & que la fermentation de la lymphe n'est pas vive; mais dès que les vaisseaux sanguins sont gonflés & engorgés, la force avec laquelle le sang est poussé, lui fait faire à tous les instans de grands efforts contre les parois de ses vaisseaux, & causent des accidens très-sensibles.

Ils sont d'autant plus grands, que la fiévre est plus vive, le sang agissant pour lors avec d'autant plus de force, qu'il eſt pouſſé plus violemment, & qu'il eſt plus raréfié : or, puiſque la fiévre eſt plus foible dans le commencement de cette maladie, & que les accidens ſont ſourds & peu ſenſibles, ils eſt certain que les ſeuls vaiſſeaux lymphatiques ſont gonflés & engorgés dans les premiers jours.

Quoique l'épaiſſiſſement de la lymphe particuliere au cerveau, ſoit la cauſe des accidens, qui paroiſſoient dans le commencement de la fiévre vraiment maligne; il eſt certain cependant que toutes les autres liqueurs lymphatiques ſont moins fines & moins fluides qu'elles ne le ſont dans les fiévres inflammatoires du cerveau, & dans la plus grande partie des autres fiévres. La médiocrité de celle qui paroît dans le commencement de cette maladie, en eſt une preuve, comme nous l'avons dit dans le Mémoire précédent.

Cet état des liqueurs & la médiocrité de la fiévre font connoître qu'on doit dans le commencement, traiter cette maladie différemment des autres eſpéces de fiévres : c'eſt ce qui m'a engagé à en donner une curation particuliere.

Curation des Fiévres Malignes.

Les premieres vues qu'on doit avoir dans la curation de ces fiévres, ſont de donner de la fluidité aux liqueurs. La diette & une boiſſon abondante y contribuent beaucoup; on ne nourrira donc le Malade que de bouillons; on lui en donnera un de quatre heures en quatre heures, & on lui fera boire ſouvent de la ptiſane marquée à la fin de ce Mémoire.

Comme l'humeur particuliere au cerveau eſt plus épaiſſie que les autres liqueurs lymphatiques, & que ſon engorgement eſt la cauſe de tous les accidens, on doit travailler dès le commencement à la diviſer, & à lui donner de la fluidité par des remédes qui lui ſoient homogénes, & qui puiſſent la pénétrer ; ainſi on fera prendre au Malade deux heures après chaque bouillon une prise des Opiats marqués à la fin de ce Mémoire. Il boira par-dessus une tassée d'apozème marqué ci-après, la plus chaude qu'il pourra ; & une demie heure après, on lui donnera une seconde prise. On ne doit pas craindre de mettre en usage dès le commencement de ces fiévres, des remédes incisifs, & digestifs, parce que le mouvement des liqueurs différe peu de celui où elles sont dans l'état naturel, & que les parties solides ne sont ni roides, ni tendues, comme dans les autres fiévres. On donnera au Malade un lavement d'eau dans les premiers momens, & on lui en donnera un second, sept ou huit heures après le premier.

Nous avons dit dans les Mémoires qui traitent des fiévres intermittentes, & des fiévres continues, que les liqueurs étant fort raréfiées lorsque la fiévre étoit vive, il falloit tirer du sang dans une quantité proportionnée à la grandeur de sa raréfaction, & qu'il falloit faire plusieurs saignées pendant le même redoublement, quand il étoit vif & long.

Or, comme dans le commencement des fiévres vraiment malignes, la raréfaction des liqueurs différe peu de celles dont elles jouissent dans l'état naturel, il n'est pas nécessaire de tirer autant de sang, ni aussi fréquemment qu'on y est obligé dans les autres espéces de fiévres. Les personnes qui ne sont point instruites, pourroient même penser qu'on devroit éviter la saignée par rapport à l'abattement des Malades, qui semble demander qu'on ne fasse aucune évacuation qui puisse diminuer le peu de force qui leur reste. Mais quand on fait attention que l'abattement du Malade ne vient pas d'un épuisement réel de ses forces, qu'il dépend de l'engorgement des vaisseaux lymphatiques du cerveau, & que ces vaisseaux engorgés peuvent interrompre la circulation du sang, & causer une inflammation dans le cerveau, on conçoit qu'il est nécessaire de désemplir ces vaisseaux dès le commencement. La ſaignée du pied étant plus capable qu'aucune autre de déſemplir promptement, & particuliérement les vaiſſeaux du cerveau, on tirera du ſang à un des pieds du Malade, dès le commencement du premier accès, malgré ſa foibleſſe apparente : il ne faut pas cependant que la premiere ſaignée ſoit auſſi grande qu'on a coutume de les faire dans les autres eſpéces de fiévres: car l'expérience nous apprend, que les Malades ne peuvent ſoutenir d'abord de grandes ſaignées, & qu'ils tombent en foibleſſe dès qu'on leur a tiré un peu de ſang.

Quoique dans cette maladie la fiévre ſoit preſque inſenſible, elle a cependant des redoublemens marqués : on connoît qu'ils ſont ſur leur fin, par un peu moins de fréquence dans les battemens du pouls, & par un peu de diminution dans l'affaiſſement & dans l'aſſoupiſſement du Malade : dès qu'on s'en apperçoit on lui fait donner un des lavemens purgatifs marqués à la fin de ce Mémoire.

Lorſque l'on a obſervé que le pouls recommence à devenir plus fréquent, que l'abattement & l'aſſoupiſſement du Malade, &c. augmentent ; pour lors on réitére la ſaignée du pied. Les Malades ſoutiennent ordinairement mieux cette ſeconde ſaignée : ainſi on doit la faire auſſi grande que les forces du Malade peuvent le permettre.

Nous obſerverons dans ces maladies, que les ſécrétions, c'eſt-à-dire, la filtration des différentes humeurs, ſont fort interrompues; mais ce dérangement ne dépend pas (comme dans les autres fiévres,) du gonflement des vaiſſeaux & de la trop grande tenſion de toutes les parties ſolides; il eſt au contraire cauſé pour l'ordinaire, par leur affaiſſement, & par leur peu de reſſort : ainſi l'on peut évacuer les humeurs, dès qu'elles ont été détrempées, & diviſées; ſans craindre que la tenſion des parties ſolides, empêche leur évacuation, ou la rend peu utile. On pourra donc purger ces Malades à la fin du ſecond redoublement, ſi l'on a remarqué des matieres bilieuſes dans les évacuations, & ſi la fiévre eſt toujours médiocre: on préférera le vomitif à tout autre purgatif, non-ſeulement parce qu'il débarraſſe plus parfaitement les glandes des premieres voyes, mais auſſi parce que les efforts que font les Malades en vomiſſant, preſſent, & fouettent toute les liqueurs; qu'ils font couler celles qui ſéjournent dans les plus petits vaiſſeaux, par le défaut de reſſort; & qu'ils peuvent par conſéquent débarraſſer les vaiſſeaux lymphatiques du cerveau qui ſont engorgés.

Si, contre l'ordinaire, ce ſecond redoublement étoit vif, que la chaleur de la peau fût grande, que le pouls fût fort élevé, dur & fréquent, enſorte qu'on eût lieu de penſer que la raréfaction des liqueurs fût conſidérable, & que les parties ſolides fuſſent gonflées & tendues : pour lors il ne faudra pas ſe contenter de ſaigner les Malades une fois dans le commencement de ce redoublement ; il faudra faire une ſeconde ſaignée au pied, ſix ou ſept heures après la premiere. On en fera même une troiſiéme ſept ou huit heures après la ſeconde, ſi ce redoublement continuoit à être vif.

Pendant la vivacité de ce redoublement, on ſuſpendra l'uſage de l'Opiat, & on ne purgera pas le Malade après qu'il ſera paſſé, à moins que la fiévre ne fût fort diminuée, & qu'on n'eût remarqué ces humeurs fondues & bilieuſes dans les évacuations que les lavemens auroient cauſées, ou dans celles qui ſeroient venues naturellement. Si on ne trouve pas que la fiévre ſoit modérée, & que les évacuations ſoient bilieuſes, on fera prendre au Malade un lavement purgatif,& on recommencera l'uſage de l'Opiat marqué, comme nous l'avons dit. Il eſt rare que le ſecond redoublement de ces fiévres ſoit conſidérable. La fiévre ne commence pour l'ordinaire à devenir vive qu'au troiſiéme redoublement, & ſouvent même qu'au quatriéme. C'eſt pourquoi il eſt utile de faire vomir les Malades après le second redoublement, supposé que la fiévre soit médiocre, & qu'on ait lieu de croire que les humeurs soient détrempées, & en état d'être évacuées : car il est certain que les parties solides sont pour lors ordinairement souples, & qu'elles ne s'oposent pas aux évacuations.

Si dans le troisiéme redoublement, la peau n'est ni brûlante, ni ardente; si le pouls n'est ni dur, ni fort élevé, ni fort frequent, c'est à-dire, si la fiévre n'est pas vive, & que néanmoins l'affaissement du Malade augmente, que son délire, quoique sourd, soit plus continuel, si le Malade se réveille plus difficilement; ou si après qu'il est réveillé, il est plus long-tems à revenir entiérement à lui; pour lors on aura lieu de penser que l'engorgement des vaisseaux lymphatiques du cerveau est fort augmenté, que tous les remédes employés n'auront pû donner assez de fluidité à l'humeur engorgée : ainsi il faudra avoir recours à des remédes plus efficaces. L'emplâtre vésicatoire est de tous ceux que j'ai tentés, celui qui m'a paru fondre plus puissamment la lymphe qui est particuliere au cerveau. C'est pourquoi, après avoir fait saigner le Malade du pied pendant le redoublement, on lui appliquera, dès qu'il sera fini, un emplâtre vésicatoire à la nuque du col, ou entre les cuisses, en observant toutes les précautions marquées dans le Mémoire des fiévres inflammatoires du cerveau.

Quoique la maladie soit encore dans son commencement, & que le Malade n'ait pas encore été beaucoup évacué, ni par les saignées, ni par les purgatifs, on peut placer ce reméde avec succès, lorsque la fiévre est très médiocre, & que le Malade est fort affaissé & assoupi, parceque ces accidens nous assurent (lorsqu'il y a peu de fiévre,) que l'engorgement des vaisseaux lymphatiques du cerveau est très-considérable, que la filtration des esprits est fort diminuée, & par conséquent, que toutes les parties ont peu de ressort, & de sensibilité ; ainsi on ne doit pas craindre que le vésicatoire cause trop d'irritation.

Mais lorsque la fiévre est vive, & que l'affaissement & l'assoupissement du Malade ne sont pas considérables, il ne faut pas mettre ce reméde en usage, que le Malade n'ait été bien détrempé, & qu'il n'ait été suffisamment saigné & purgé.

Les emplâtres vésicatoires n'empêchent pas qu'on ne saigne, & qu'on ne purge les Malades, lorsque la fiévre, & les autres accidens de la maladie le demandent; ainsi, si la fiévre devient vive, ou si l'inflammation fait des progrés rapides, après que les vésicatoires auront été appliqués, on conduira le Malade comme il est marqué ci-après.

Si le troisiéme redoublement est considérable, comme il l'est ordinairement ; si la chaleur de la peau est vive ; si le pouls est élevé & fréquent ; si les urines qui ont été crues deviennent rouges, & si le délire du Malade qui étoit sourd, devient vif; si le Malade qui restoit abbattu dans la même situation, se remue sans cesse, & est fort agité, pour lors il sera certain que les vaisseaux sanguins du cerveau, & sur-tout, ceux des membranes qui l'enveloppent, sont engorgés, & que l'inflammation de ce viscére est commencée ; c'est pourquoi il ne faut plus songer qu'à éviter qu'elle ne fasse des progrès rapides : ainsi on suspendra l'usage de l'Opiat. On s'en tiendra aux bouillons & à la ptisane, & on fera faire une saignée du pied, le plutôt qu'on pourra. L'on en fera une autre, sept ou huit heures après, si la fiévre n'est pas fort modérée, ou si les accidens ne sont pas fort diminués. Dans l'intervalle de ces saignées, on fera prendre au Malade un ou deux lavemens d'eau.

On examinera à la fin de ce redoublement, si les évacuations procurées par les lavemens, ou celles qui sont venues naturellement, sont mêlées de matieres bilieuſes, ſi la peau n'eſt plus ſi ardente, & ſi le pouls n'eſt plus tendu ni fort élevé. Si on trouvoit le Malade dans cet heureux état, on en profiteroit pour évacuer les humeurs qui cauſent les redoublemens. On lui donnera donc pour lors une priſe de la poudre vomitive, ou une priſe d'Hipecacuanha en poudre : ce remédeeſt préférable dans cette occaſion à toute autre vomitif, parce qu'il fond, & qu'il diviſe les humeurs lymphatiques. On proportionnera les doſes à l'âge, aux forces, &c. du Malade, comme il eſt marqué dans le Mémoire de l'uſage de ces remédes.

Si le Malade avoit été purgé la veille avec un vomitif ou avec un ſimple purgatif, on ne le purgeroit pas; mais s'il ne l'a pas été, on pourra le purger, en ſuppoſant toujours qu'il ſoit bien préparé.

Deux jours après, on repurgera le Malade; on lui fera prendre encore un vomitif, ſi depuis le premier il a vomi des vers ou de la bile, ou s'il a eu de fréquentes envies de vomir. S'il n'a eu aucun de ces accidens, depuis qu'on l'a fait vomir, on le purgera avec une priſe de la Poudre fébrifuge, ou avec une priſe des Pilulles univerſelles purgatives, proportionnée à ſon âge, à ſes forces, &c. ſelon qu'il eſt marqué dans le Mémoire de l'uſage de ces remédes. Et ſi les Malades ſont à leur aiſe, & d'une complexion fort délicate, on ſe ſervira des potions purgatives ordinaires, faites avec la Caſſe, les Follicules, la Manne, &c.

Si au contraire on n'a remarqué après ce troiſiéme redoublement, aucunes matieres bilieuſes dans les évacuations; ſi la peau eſt reſtée ardente; ſi le pouls eſt tendu, fréquent, élevé, &c. pour lors il ne faudra pas purger le Malade. On lui donnera ſeulement un lavement purgatif à la fin du redoublement, & on recommencera l'uſage de l'Opiat, des apozèmes, &c.

Dès que le redoublemens ſuivant paroîtra, on ceſſera l'uſage de l'Opiat; on s'en tiendra aux bouillons, à la ptiſane, & on reſſaignera le Malade du pied

On réitérera cette ſaignée, ſi le redoublement eſt long & fort vif, ou ſi le délire, l'aſſoupiſſement, &c. ſont grands & plus continuels, ou ſi le Malade eſt fort agité, ou ſi les mouvemens convulſifs ſont forts & fréquens.

Quoique ces mouvemens ſoient pour l'ordinaire aſſez fréquens, & aſſez ſenſibles dans les doigts des mains, on pourroit cependant ne les pas appercevoir dans cette eſpéce de fiévre, dès qu'ils commencent, parce qu'ils ſont aſſez foibles, & ſouvent même aſſez rares : c'eſt pourquoi l'on aura attention de tirer une des mains du Malade hors de ſon lit, chaque fois qu'on ira le viſiter. On étendra les doigts du Malade, & on les appuiera ſur le lit, ou ſur le dos d'une de ſes mains, pendant que de l'autre on lui tâte le pouls, pour ne le pas inquiéter. On regardera pour lors attentivement les doigts, & on éxaminera pendant un peu de tems de ſuite, s'ils ne flageolent pas ſouvent, ou s'ils ne font pas quelques mouvemens bruſques & involontaires, qu'on appelle mouvemens convulſifs.

Dès que le redoublement ſera fini, on examinera de nouveau, s'il y a des évacuations bilieuſes, & ſi la fiévre eſt fort modérée; en ce cas on purgera le Malade, pourvu qu'il ne l'ait pas été la veille.

Si le Malade a été purgé le jour précédent, on ſe contentera de lui donner un lavement purgatif, une heure & demie ou deux heures après que le redoublement ſera fort diminué, & on recommencera l'uſage de l'Opiat & des apozêmes, en continuant de le faire boire ſouvent. On ceſſera de donner l'Opiat & les apozêmes, dès qu'un nouveau redoublement recommencera.

Lorſqu'on aura trouvé les humeurs aſſez fondues, pour pouvoir purger le Malade avec ſuccès, on continuera de le purger de deux jours l'un, avec la Poudre fébrifuge, ou avec les Pilulles univerſelles purgatives, comme il eſt marqué, à moins que les évacuations ne devinſſent crues & ſéreuſes, & qu'il ne ſurvînt une augmentation de fiévre, qui gonflât, & tendît les parties solides. Pour lors il faudroit suspendre les purgatifs, jusqu'à ce qu'on s'apperçût que les humeurs fussent redevenues bilieuses, & que les parties solides fussent devenues souples.

Pendant l'intervalle qu'on laisse entre les purgatifs, on conduit le Malade, comme il est marqué ci-dessus, c'est-à-dire, 1°. Qu'on ne donne au Malade que du bouillon, de la ptisane, & des lavemens d'eau pendant le redoublement, & qu'on le saigne du pied dans le fort des redoublemens, tout autant de fois que la vivacité de la fiévre, ou la grandeur des accidens de la tête le demandent, & que les forces du Malade le permettent.

2°. Qu'on donne un lavement purgatif au Malade à la fin de chaque redoublement, qu'on recommence l'usage de l'Opiat & des apozèmes, pendant les intervalles qui sont entre les redoublemens. On suit cette conduite jusqu'à la fin de la maladie.

Lorsqu'on n'a pas pu faire appliquer les vésicatoires dès le commencement, par rapport à la vivacité de la fiévre, &c. & que l'assoupissement, le délire, les mouvemens convulsifs, &c. subsistent dans toute leur force, quoique le Malade ait été saigné cinq ou six fois du pied, & qu'il ait été purgé deux ou trois fois, pour lors on fera appliquer les vésicatoires, à la fin d'un redoublement.

Quand même les évacuations causées par les purgatifs, auroient été crues & séreuses, cet accident ne doit point empêcher qu'on n'applique les vésicatoires; car comme ce reméde est un fondant, il ne peut qu'avancer la coction des humeurs, & les disposer à une évacuation salutaire.

Dès qu'on aura résolu d'appliquer les vésicatoires, on cessera l'usage de l'Opiat. Le Malade commencera quelques heures avant l'application, l'usage de la ptisane marquée à la fin de ce Mémoire, afin d'empêcher que ces emplâtres ne causent des ardeurs d'urine, & on observera tout ce que nous avons marqué dans le Mémoire des fiévres inflammatoires du cerveau, sur l'application de ce reméde.

Il ne doit pas empêcher qu'on ne saigne les Malades dans le fort des redoublemens, lorsque la grandeur de la fiévre & des accidens le demandent; mais on doit pourtant ménager davantage les saignées, parce que ce reméde y supplée en quelque façon, comme nous l'avons dit,

L'application de ce reméde doit engager à tenir le ventre des Malades libre, afin d'évacuer les humeurs qu'il met en fonte; ainsi on continuera de donner des lavemens, de les rendre purgatifs, s'il est nécessaire, & de purger le Malade de deux jours l'un. Dans les jours d'intervalle qu'on laisse entre les purgatifs, on rendra leur ptisane un peu laxative, comme il est marqué à la fin de ce Mémoire, supposé que les lavemens ne fissent pas assez d'effet. On observera cependant de choisir des purgatifs doux; ainsi on purgera le Malades avec les Pilulles universelles purgatives, comme il est marqué dans le Mémoire de leur usage, & les personnes fort délicates seront purgées avec la Casse, la Manne, & un peu de Sel végétal. On cessera tout-à fait l'usage de l'Opiat, dès qu'on aura appliqué les vésicatoires.

Lorsqu'il reste un peu de fiévre, après que les accidens du cerveau sont dissipés, ou fort diminués, & que les redoublemens de la fiévre sont périodiques, on peut mettre en usage l'Opiat, & la ptisane de Quinquina, comme nous l'avons marqué à la fin des Mémoires des fiévres continues simples, & des fiévres inflammatoires. Mais on ne doit jamais se servir de ce reméde, comme nous l'avons recommandé, que sur la fin de la maladie, après que le Malade a été suffisamment évacué par les saignées & les purgations, & lorsque la fiévre est très-médiocre.

S'il ſurvient un dévoyement dans le commencement, ou pendant le cours de cette Maladie, ou ſi le Malade rend des vers par en bas, ou par la bouche, enfin s'il a des aigreurs après avoir pris du bouillon ou de la ptiſane, on ajoutera à la conduite marquée ci-deſſus, les remédes convenables à ces accidens, marqués dans les Mémoires des fiévres continues ſimples, & des fiévres inflammatoires du cerveau.

Les ſueurs qui ſurviennent dès le commencement de la maladie, ne doivent point empêcher qu'on ne ſaigne les Malades, dans le tems même qu'elles durent, lorſque la vivacité de la fiévre, & la grandeur des accidens le demande ; parce que ces ſueurs ne ſont pas ſalutaires, comme nous l'avons dit.

L'on obſervera auſſi de ne point trop couvrir les Malades & de ne point trop échauffer leur chambre, de ne leur point donner de vin, ni autres liqueurs ſpiritueuſes, par les raiſons que nous avons marquées dans les Mémoires des fiévres continues ſimples, & des fiévres inflammatoires du cerveau. Voilà en général la méthode ſelon laquelle on doit conduire les Malades, attaqués des fiévres vraiement malignes. Il ne nous reſte plus qu'une obſervation à faire ſur l'uſage des remédes ſpiritueux, tant dans les fiévres inflammatoires du cerveau, que dans les fiévres malignes.

Obſervation ſur l'uſage des remédes ſpiritueux dans les fiévres inflammatoires du cerveau, & dans les fiévres vraiement malignes.

Nous obſerverons ſouvent dans la pratique que les Malades attaqués de fiévres inflammatoires du cerveau, ſur-tout de fiévres vraiement malignes, tombent dans un aſſoupiſſement preſque léthargique, & qu'ils perdent toute connoiſſance vers le treize ou le quatorze de la maladie, & quelquefois plus tard, ſurtout, lorſqu'on n'a pas appliqué les emplâtres véſicatoires, ou qu'on n'a pu les appliquer que vers le onze de la maladie, ou plus tard. L'état dangereux où ſont pour lors les Malades, le peu de ſuccès des ſaignées, la foibleſſe extrême & l'anéantiſſement preſque total des Malades, ont fait ſouvent tenter dans ces momens, les remédes ſpiritueux, tels que le Lilium, les Sels volatils, les gouttes du Général Lamotte, l'Or potable de mon Pere, &c.

Le ſuccès prodigieux & ineſpéré qu'ont eu ces remédes en pluſieurs occaſions, les a fait regarder comme très-efficaces, & a engagé à les mettre en uſage dans le commencement de ces maladies. On a bien-tôt été inſtruit par leur mauvais effet, qu'ils ne convenoient pas dans les premiers jours, l'uſage en a été interdit; mais l'on a été très ſurpris d'obſerver que ces remédes donnés à la fin de ces maladies, & dans des circonſtances qui paroiſſent les mêmes, ont ſouvent augmenté tous les accidens, qu'ils les ont rendus plus conſidérables, & qu'ils ont abrégé la vie du Malade, au lieu de le guérir, comme ils avoient fait dans d'autres occaſions. Ces exemples funeſtes étant plus fréquens, que ceux qui étoient heureux, ont déterminé bien des perſonnes à en bannir abſolument l'uſage, & à empêcher qu'on ne s'en ſervît dans des circonſtances où ils auroient peut-être réuſſi; car il eſt certain que ces remédes peuvent être très utiles, mais leur ſuccès dépend d'une juſte application. Ils réuſſiſſent quand ils ſont donnés à propos; mais ils ſont très-nuiſibles, & peuvent faire périr promptement les Malades, quand ils ſont donnés dans le cas où ils ne conviennent pas. Nous ne pouvons diſtinguer les circonſtances où ces remédes conviennent, & celles où ils ſont nuiſibles, que par un exacte obſervation des ſymptômes qui paroiſſent pour lors. Je vais tâcher de les faire connoître, d'autant plus que ces éclairciſſemens ne ſeront pas utiles ſeulement aux perſonnes qui ne ſont pas inſtruites, mais même qu'ils pourront l'être aux Etudians en Médecine, ne connoiſſant aucun Auteur qui ait entré dans ce détail.

Lorſque le Malade tombe vers le treize ou le quatorziéme jour de ſa Maladie ou même plus tard, dans un aſſoupiſſement preſque léthargique, qu'il perd preſque entiérement la connoiſſance, & qu'il eſt dans un affaiſſement total, quoiqu'il ait été ſuffiſamment ſaigné, & qu'il ait été bien évacué; pour lors on examinera ſi le délire qui accompagne ces accidens, eſt violent; ſi le Malade parle avec véhémence; s'il crie; s'il veut battre, & ſi les mouvemens convulſifs ſont fréquens, bruſques & forts; ſi ſes yeux ſont égarés & étincelans, & parſemés de vaiſſeaux rouges & gonflés, ſi la peau eſt fort ſéche & ardente, pour lors les remédes ſpiritueux ſont nuiſibles, & doivent plûtôt faire périr le Malade, que de le ſoulager ou le guérir. Ces ſymptômes nous aſſurent que l'inflammation eſt très-conſidérable, qu'elle s'eſt étendue ſur la plus grande partie des membranes du cerveau, qu'elle a paſſé dans l'intérieur de ce viſcére, & qu'elle tourne en gangrenne: ainſi tous les remédes ſpiritueux ſont pour lors nuiſibles.

Si au contraire l'aſſoupiſſement léthargique, l'affaiſſement du Malade, ne ſont pas accompagnés de ces accidens; ſi le délire de ces Malades eſt ſourd, s'ils parlent rarement, doucement, & entre leurs dents, ſi les mouvemens convulſifs ſont rares; s'ils ſe font foiblement; ſi les yeux ſont éteints & mornes; ſi le viſage eſt plutôt livide que trop enflammé; ſi la peau n'eſt point ſéche & ardente, pour lors les remédes ſpiritueux marqués ci-deſſus, & les autres remédes de cette eſpéce ſont très-utiles, & ont ſouvent de grands ſuccès. La raiſon eſt que l'aſſoupiſſement & l'affaiſſement preſque total des Malades, &c. ne ſont pas cauſés par une inflammation dans le cerveau, c'eſt-à-dire, pas l'irruption du ſang dans les vaiſſeaux lymphatiques. Ces accidens dépendent pour lors de l'arrêt ou du séjour du sang & de la lymphe dans leurs propres vaisseaux capillaires, qu'ils ne peuvent traverser par le défaut du ressort de ces vaisseaux : car les liqueurs ne circulent & ne traversent les vaisseaux, qu'autant qu'elles sont poussées & fouettées par le ressort de leurs parois, & par celui des parties voisines.

La perte du ressort des vaisseaux sanguins & lymphatiques, vient pour lors de la trop grande distension ou dilatation qu'ils ont soufferte pendant qu'ils ont été engorgés ; car quoique les remédes qu'on a mis en usage, dissipent l'inflammation du cerveau, quoiqu'ils divisent les humeurs lymphatiques épaissies & engorgées, & qu'ils leur donnent toute la fluidité nécessaire pour pouvoir circuler facilement ; cependant lorsque l'extrême distension ou dilatation qu'ont souffert tous les vaisseaux pendant qu'ils ont été engorgés, les a forcés jusqu'à un certain point, & leur a fait perdre leur ressort, pour lors les liqueurs, quoique devenues fluides, ne peuvent les traverser ; & sur-tout, ceux qui sont fort tortueux, comme sont les vaisseaux capillaires sanguins, & les vaisseaux lymphatiques, parce qu'elles ne sont pas pressées & fouettées par les parois de ces vaisseaux; ainsi elles y séjournent, elles s'y amassent, & ces vaisseaux restent toujours fort dilatés & sans ressort.

Lorsque les liqueurs, sur-tout celles qui sont lymphatiques, séjournent, la sérosité la plus fine s'en sépare. Or comme les vaisseaux ne peuvent être dilatés, que les mailles de leur parois ne soient écartées & aggrandies, la sérosité séparée s'échappe par ces ouvertures : elle se répand sur toutes les parties voisines, & par conséquent sur les glandes, elle les relâche, & cause enfin leur affaissement, pour lors la filtration de ce fluide, qu'on nomme esprits animaux, (desquels dépendent le ressort des parties solides,) est interrompue, & par conséquent toutes les parties solides s'affaissent, & le Malade tombe dans un sommeil léthargique qui le feroit bien-tôt périr, si on n'y remédioit.

L'on conçoit aisément que les remédes spiritueux, sont pour lors très-utiles, & qu'ils peuvent prévenir la catastrophe prochaine : car ils remettent en mouvement la petite quantité des parties spiritueuses qui est encore dans les glandes du cerveau, ou dans les tuyaux nerveux, & qui y séjourne sans action, & sans mouvement. Ils développent les parties spiritueuses qui restent embarrassées dans les liqueurs, ils agissent aussi sur les parties solides ; ils leur donnent de l'action, de la force & du ressort. Ils redonnent aussi du mouvement au sang & aux liqueurs lymphatiques qui sont arrêtées & les font couler; ainsi ils peuvent ranimer le cours des esprits, & rétablir la circulation des liqueurs qui étoit fort rallentie, & presque interrompue. Leur usage continué, dissipe peu à peu la sérosité épanchée sur le cerveau, & redonne insensiblement à ce viscére, la consistence & la fermeté qu'il doit avoir.

Voilà la maniere dont agissent ces remédes, & la cause de leur succès ; d'où il suit, que s'ils sont efficaces lorsqu'il faut redonner du mouvement aux liqueurs arrêtées, & qui séjournent par le défaut du ressort des vaisseaux;& que s'ils sont utiles pour donner du mouvement aux parties solides engourdies & affaissées, ils doivent être très-nuisibles, lorsque les parties solides sont roides & trop tendues, & lorsque le mouvement des liqueurs n'est que trop grand, & qu'on doit craindre de l'augmenter.

Lorsqu'on commencera à mettre en usage les remédes spiritueux, tels que le Lilium, les gouttes du Général Lamotte, ou l'Or potable de mon pere, on en donnera d'abord plusieurs prises assez fortes, à plus ou moins de distance le unes des autres, selon l'effet qu'elles feront, & on continuera à en donner jusqu'à ce que le Malade soit mieux; on les éloignera ensuite. Il faut lire ce que j'ai marqué dans le Mémoire de l'Or potable sur l'usage de ces remédes dans les fiévres malignes.

Il est aisé de conclure de ce que nous venons de dire, que l'usage de ces remédes est plus souvent utile à la fin des fiévres vraiement malignes qui dépendent principalement d'un engorgement lymphatique, qu'à la fin des fiévres inflammatoires du cerveau, dans lesquelles l'inflammation devient assez souvent gangreneuse.

Après que le Malade sera sorti de l'affaissement où il étoit, & que ses forces seront un peu rétablies, il sera nécessaire de le purger doucement; ainsi les gens riches & aisés se purgeront avec la Casse, la Manne, & le Sel Végétal, &c. Les pauvres se serviront des Pilulles universelles purgatives, dont ils prendront une dose convenable à leurs forces, & à leur âge, comme il est marqué dans le Mémoire de leur usage.

L'usage des remédes spiritueux ne doit point empêcher qu'on ne se serve dans la suite du Quinquina, s'il est nécessaire; il ne faut pas cependant le mettre en usage, qu'on n'ait purgé le Malade deux ou trois fois depuis l'usage de ces remédes.

Bouillons.

Les bouillons des gens aisés seront faits avec le veau & la volaille; on se souviendra d'abord de les faire fort légers.

Ceux des pauvres seront faits avec la fressure, ou les extrémités des animaux, & ceux des Malades qui sont dans une extrême misére, seront faits avec du ris, ou de la farine, & de l'eau, comme il est marqué dans le Mémoire des fiévres intermittentes, & des fiévres continues simples.

On se souviendra qu'il faut mettre des lentilles, ou

de la purée de lentilles dans les bouillons, quand il y a du dévoyement.

Ptisane.

Les ptisanes ordinaires seront faites avec la racine de Scorsonnaire, le Chiendent, & la Reglisse : si l'on ne peut avoir de cette racine, on la fera avec le Chiendent seul & la Reglisse.

Quand les urines sont rouges, ou qu'elles ne passent pas abondamment, on fait fondre dans chaque pinte de ptisane, un gros de Nitre purifie, ou de Cristal minéral.

Lorsqu'il y a un dévoyement séreux, on fait bouillir dans chaque pinte de la ptisane marquée ci-dessus, un gros & demi de corne de cerf calcinée, ou d'os de bœuf calcinés ; & si le dévoyement subsiste encore également fort, après vingt quatre heures de l'usage de cette ptisane, on fera boire au Malade de la ptisane faite avec la mie de pain desséchée, la corne de cerf ou les os de bœufs calcinés, comme il est marqué dans le Mémoire des fiévres continues simples.

Ptisane dont on doit se servir quand on a le dessein de faire appliquer les vésicatoires.

Prenez une botté de Chiendent, & une demie poignées d'orge, faites bouillir le tout pendant un demi-quart-d'heure dans une grande pinte d'eau ; en retirant le pot du feu, on y jettera un peu de racine de Guimauve concassée, & un gros & demi de Nitre purifié, ou de Cristal minéral : on laissera réfroidir la ptisane, & on la passera.

Lorsqu'on veut rendre cette ptisane laxative, on mêle une Pilulle, ou une Pilulle & demie universelle en poudre, dans une pinte de cette ptisane, & on remue le pot toutes les fois qu'on en fait boire.

Opiat pour les Malades qui ſont à leur aiſe.

Prenez Diaphorétique minéral, & la Craye blanche, ou Craye de Briançon, de chacun un demi-gros; Tartre vitriolé bien criſtalliſé, un ſcrupule; le tout en poudre fine, & incorporé avec le ſyrop commun, ou avec le ſyrop de Capillaires: on le partagera en trois priſes pour les Malades qui auront plus de quinze ans, & en ſix priſes pour ceux qui n'auront pas encore cet âge.

Opiat pour les Pauvres.

Prenez coquilles d'œufs calcinées un demi-gros; une Pilulle univerſelle purgative, le tout en poudre fine bien broyé enſemble, incorporé avec le ſyrop commun, ou un peu de miel, & on le partagera de même en trois priſes, pour les Malades qui ont paſſé quinze ans, & en ſix priſes pour ceux qui ſont au deſſous de cet âge.

Apozème.

Prenez racine de Scorſonnaire trois gros; feuilles de Bourroche, de Bugloſe, de chacune deux poignées hachées menu; faites bouillir le tout un moment avec ſix gobelets d'eau, enſuite on le paſſera.

Lorſqu'on voudra les rendre purgatifs, on y fera fondre trois gros ou une demi-once de ſel admirable de Glauber, ſuppoſé que les Malades ſoient à leur aiſe.

Lorſqu'ils ſeront pauvres, on délayera dans les ſix gobelets d'apozème, une Pilulle ou une Pilulle & demie univerſelle purgative, après l'avoir écraſée & miſe en poudre, ou l'on y fera bouillir un gros de Séné. Lorſqu'on met en uſage un des Opiats marqués ci-deſſus, ou lorſqu'on rend les apozèmes purgatifs, on ne mettra rien dans les ptisanes qui puisse lâcher le ventre.

On cesse de mettre des purgatifs dans les apozèmes & dans les ptisanes, lorsque le ventre est suffisamment libre, ou lorsque les Malades prennent de l'Opiat, & lorsque les redoublemens commencent.

Les purgations dont on se sert lorsqu'il y a du dévoyement, seront faites, comme il est marqué dans le Mémoire des fiévres inflammatoires du poumon, avec le Rapontic.

On se servira aussi des préparations de Quinquina, qui sont marquées dans ce Mémoire, lorsqu'il s'agira d'arrêter de légers mouvemens de fiévre périodique, qui se soutiennent quelquefois aprés que l'inflammation a cessé, & que le Malade a été suffisamment évacué.

Les lavemens seront faits, comme il est marqué à la fin des Mémoires sur les fiévres continues simples; & sur les fiévres inflammatoires.

METHODE

SUIVANT LAQUELLE LES personnes charitables doivent traiter les Pauvres de la campagne attaqués de Fiévres inflammatoires du foye & des intestins.

L'INFLAMMATION du foye dépend de même que celle de tous les autres viscéres, de l'épaississement de l'humeur qui doit se séparer par ses glandes. Cette inflammation se fait connoître par la douleur que le Malade ressent au foye, & par la fiévre qui l'accompagne.

Pour connoître si la douleur que le Malade ressent,

eſt au foye, il faut ſe ſouvenir qu'il eſt ſitué ſous les fauſſes-côtes droites, & qu'il s'étend ſur l'eſtomach, juſqu'au cartilage xiphoïde, c'eſt-à-dire, juſqu'à cet enfoncement qui eſt au-deſſous de la poitrine, que le peuple nomme le *Brechet*, & quelquefois plus loin.

Lorſque l'engorgement inflammatoire eſt dans la partie du foye qui recouvre l'eſtomach, ou vers les bords de ce viſcére; on s'en aſſure aiſément par la douleur vive que le Malade reſſent dès qu'on appuie un peu ſur l'enfoncement qui eſt au-deſſous de la poitrine, ou dès qu'on preſſe le bord des fauſſes-côtes droites, en pouſſant un peu l'extrémité des doigts par deſſous.

Mais lorſque l'engorgement inflammatoire eſt dans un endroit du foye recouvert par les fauſſes-côtes, il n'eſt pas ſi aiſé de connoître ſi la douleur que reſſent le Malade, dépend d'un engorgement dans le foye; car il ne peut indiquer l'endroit où il la reſſent, qu'en montrant la partie des fauſſes-côtes qui y répond, & qui eſt vis-à-vis l'endroit où eſt l'engorgement. Or, comme la douleur pourroit dépendre d'un engorgement inflammatoire dans les parties extérieures qui recouvrent le foye, on ne peut être d'abord certain que le foye ſoit la partie affectée. Pour s'en aſſurer, il faut toucher légérement la partie où le Malade reſſent de la douleur; ſi elle augmente ſenſiblement, dès qu'on touche cette partie, il eſt ſûr que l'engorgement eſt dans les parties extérieures, & il y a lieu de croire que le foye n'eſt pas attaqué; mais ſi elle n'augmente pas par le toucher, on ſera fondé à penſer que la douleur dépend d'un engorgement inflammatoire dans le foye.

Quoique la douleur n'augmente pas, quand on touche l'endroit que le Malade indique; cependant ſi cet endroit eſt fort près des vraies côtes, c'eſt-à dire, de la poitrine, on ne peut ſçavoir poſitivement ſi l'engorgement eſt dans la partie ſupérieure d'un des lobes du foye, ou dans le diaphragme, ou dans la pleure, ou ou dans le bord inférieur d'un des lobes du poulmon droit ; c'est pourquoi on examinera si le Malade a de la peine à respirer, s'il tousse fréquemment, si ses crachats son teints de sang, &c. si l'on remarque quelqu'un de ces accidens, il est sûr que l'engorgement est dans le poulmon, ou dans le diaphragme, ou dans la pleure : mais si la respiration est fort libre, s'il n'y a point de toux, &c. on aura raison de croire que l'engorgement est dans le foye.

Nous pouvons encore juger que l'engorgement inflammatoire est au foye, par la couleur des urines, & par celle de la peau ; car lorsque ce viscére est enflammé, ou prêt à l'être, la peau & le blanc des yeux sont souvent jaunes ; les urines sont d'un rouge foncé, & quand on y a trempé un linge, il est teint en jaune, ce qui n'arrive pas, quand la couleur rouge des urines ne dépend que de la violence de la fiévre: cependant ces simptômes ne paroissent pas toujours dès le commencement de la maladie, à moins qu'il n'y ait beaucoup de glandes engorgées, ou qu'il n'y ait une grande partie du foye dans une disposition prochaine à l'inflammation, ou que la vivacité de la douleur n'ait mis toute les fibres de ce viscéres dans une tension, & dans une contraction si grande, que la plus grande partie des glandes soit trop resserrée, & que la filtration de la bile soit fort dérangée; pour lors nous observons encore que les Malades ne vont pas à la garde-robe, que les lavemens font peu d'effet, & que les matieres que rendent les Malades sont noirâtres, ou d'un gris blanchâtre: mais comme il est rare que le cours de la bile soit interrompu jusqu'à un certain point, dès le premier accès de la fiévre, nous n'avons pour lors aucun autre signe de l'inflammation du foye que le siége de la douleur, comme nous l'avons dit.

Les indications qu'on doit suivre pour guérir cette maladie, sont les mêmes que celles qui doivent nous guider dans la curation de toutes les autres fiévres inflammatoires.

Il s'agit 1°. de donner de la fluidité à l'humeur engorgée, afin de débarrasser les glandes & leurs vaisseaux sécrétoires & excrétoires.

2°. D'empêcher que le sang ne passe dans les vaisseaux lymphatiques, & ne causent une inflammation dans le foye.

3°. Il faut diminuer les redoublemens de la fiévre, & la dissiper, puisque c'est dans ces redoublemens que l'inflammation fait des progrès rapides, le sang étant pour lors plus raréfié, & poussé avec beaucoup plus de force.

Pour remplir la premiere indication, c'est à dire, pour donner de la fluidité aux liqueurs épaissies & engorgées, on commencera par mettre le Malade à une diette très-sévere, car les liqueurs étant continuellement divisées par la fermentation qui s'y passe, & broyées par l'action des solides, elles s'affaissent, & deviennent fluides, quand elles ne sont pas épaissies de nouveau, &, pour ainsi dire, nourries par un nouveau chile. On ne donnera donc pas de bouillon au Malade, pendant tout le cours du premier accès, à moins qu'il ne fût foible, abattu, ou qu'il eut été peû nourri avant de tomber Malade, comme nous l'avons dit ; on le fera boire abondamment de la ptisane marquée à la fin de ce Mémoire, dès que le frisson sera passé, pour commencer à détremper les liqueurs, & à les faire couler. On ne peut les détremper, qu'en mettant en usage des remédes qui leur soient homogénes, & qui puissent s'y mêler, & les pénétrer, comme nous l'avons dit dans les Mémoires précédens : on joindra donc à l'usage de la ptisane, des remédes légérement incisifs qui ne puissent porter aucune ardeur dans le sang, ni aucune irritation dans les parties solides, & qui puissent cependant donner de la fluidité à la bile, ainsi le Malade boira de trois heures en trois heures deux gobelets de l'apozème marqué à la fin de ce Mémoire; il les avalera le plus chaud qu'il pourra, à une demie-heure de distance l'un de l'autre.

Les humeurs engorgées ne peuvent acquérir le dégré de fluidité nécessaire, pour s'échapper des glandes ou des vaisseaux dans lesquel elles sont arrêtées, que par un usage assez long des remédes les plus convenables. Pendant cet intervalle de tems, le cours du sang restant interrompu, l'inflammation feroit de funestes progrès, si l'on ne facilitoit la circulation du sang en désemplissant promptement & suffisamment les vaisseaux sanguins : c'est pourquoi on fera saigner les Malades, dès que la chaleur de la fiévre sera bien marquée; & comme il faut empêcher, autant qu'il est possible, que le sang ne se porte aussi abondamment qu'à l'ordinaire, dans les vaisseaux inférieurs, on fera la saignée à un des bras, on tirera une quantité de sang proportionnée à l'âge & aux forces du Malade, à la vivacité de la fiévre, & de la douleur qu'il ressent.

Deux ou trois heures après cette saignée, on lui donnera un lavement d'eau, & deux ou trois heures après, on lui fera une seconde saignée du bras. Ce reméde est d'autant plus nécessaire dans cette maladie, que le sang qui revient de toutes les parties inférieures, & de tous les viscéres du bas-ventre, doit passer par le foye, & que son cours seroit interrompu, si l'inflammation étoit fort considérable ; & sur-tout si elle étoit dans la partie cave de ce viscére ; or si le sang qui revient de tous les viscéres du bas-ventre ne pouvoit passer facilement, ils seroient tous promptement engorgés & le Malade périroit en peu de tems : il est donc très-essentiel de tirer beaucoup de sang dès le commencement de cette maladie, pour arrêter le progrès de l'inflammation, & faciliter la circulation du sang. Ainsi on fera une troisiéme saignée cinq ou six heures après la seconde ; si la vivacité de la douleur, & la violence de la fiévre ne font pas fort diminuées, on fera même une quatriéme faignée, fix ou fept heures après la troifiéme, fi le redoublement fe prolongeoit, & que la douleur fubfiftât toujours fort vive. Dans l'intervalle de ces faignées on donnera des lavemens d'eau.

Dès que le redoublement fera fini, on donnera au Malade un bouillon, & une heure après, on lui fera prendre un des lavemens purgatifs, marqués à la fin de ce Mémoire : on continuera à lui donner un bouillon de trois heures en trois heures; une heure & demie après chaque bouillon, il boira deux taffées d'apozème, à une demi-heure de diftance l'une de l'autre, comme nous l'avons dit : dans l'intervalle des bouillons & des apozèmes, il boira fouvent de la ptifane.

Après qu'il aura rendu fon lavement, on appliquera fur l'endroit douloureux, un des cataplafmes marqués à la fin de ce Mémoire ; ou du fon rouffi dans une poële, & enfermé entre deux linges, ou une veffie de cochon, dont on remplira la moitié, ou les deux tiers avec du lait bien chaud ou de l'eau chaude, ou on mettra deffus l'endroit douloureux le couvercle d'un pot de terre qu'on aura laiffé pendant un certain tems dans l'eau bouillante pour qu'il foit bien chaud, & enfuite enveloppé dans un linge chaud : on réchauffera le fon, le lait, l'eau, ou le couvercle, quand ils ne feront plus affez chauds.

Dès que le fecond redoublement paroîtra, on faignera le Malade d'un des bras, & on réitérera la faignée fix ou fept heures après. On eft même quelquefois forcé de faire une troifiéme faignée pendant le cours de ce redoublement, lorfqu'il eft long & violent, & que la douleur eft très-vive. On continue au refte de donner les bouillons & les apozèmes aux heures marquées, de faire boire fouvent le Malade, de lui donner des lavemens d'eau, & de mettre fur l'endroit douloureux, des cataplafmes, ou du fon rouffi, &c.

Si malgré les ſaignées, &c. la douleur continue à être vive, après que le redoublement eſt fini, de maniere qu'on ait lieu de craindre qu'elle n'empêche le malade de dormir, pour lors on lui donnera le ſoir une priſe de la Poudre de Corail anodine, proportionnée à ſon âge, &c. comme il eſt marqué dans le Mémoire de ſon uſage, ou l'on choiſira tel autre narcotique qu'on jugera à propos. On le placera deux heures après qu'il aura pris un lavement purgatif, & une heure & demie après un bouillon. On donnera au Malade du bouillon, & on lui fera boire de la ptiſane, quand il ne dormira pas. On conduira le Malade dans le troiſiéme redoublement, comme dans le ſecond, c'eſt-à-dire, qu'on ſaignera le Malade d'un des bras, une, deux ou trois fois pendant ce redoublement, ſelon qu'il ſera plus ou moins violent, ou plus ou moins long, & ſelon que la douleur ſera plus ou moins vive. On continuera au reſte de donner des bouillons, des apozèmes, de la ptiſane, & des lavemens d'eau, comme il eſt marqué, & d'appliquer des cataplaſmes, &c. A la fin de ce redoublement, on fera prendre au malade un lavement purgatif. Une demi-heure après, on lui donnera un bouillon, & une heure & demie après, il avalera une priſe de poudre de Corail anodine, ou autre narcotique, ſuppoſé que la douleur ſoit vive; car quand elle eſt médiocre, & qu'elle ne tourmente pas trop le malade, on ne donnera point de cette poudre, ni aucun narcotique: on obſervera de n'en point donner dans le fort des redoublemens, & de placer ce reméde le ſoir, autant qu'il eſt poſſible; on continuera ainſi dans les redoublemens ſuivans, juſqu'à ce qu'on puiſſe placer un purgatif.

Nous avons marqué dans les Mémoires précédens, qu'il falloit évacuer les humeurs qui entretenoient les redoublemens, & purger les Malades dès qu'on avoit des ſignes de la coction des humeurs, & ſurtout, lorſqu'on voyoit des matieres bilieuſes dans les évacuations, pourvû cependant que la fiévre qui subsiste entre les redoublemens ne fût pas trop vive; mais dans la fiévre inflammatoire du foye, ces indications ne suffisent pas, il faut de plus attendre que la douleur du foye soit fort diminuée, & presque dissipée; tant qu'elle est un peu vive, on ne doit placer aucun purgatif, il faut se contenter d'entretenir le cours des évacuations bilieuses, ou de l'augmenter doucement par l'usage des apozèmes, des lavemens, & par une boisson abondante : on doit outre cela tâcher de calmer la douleur, par les narcotiques, tant qu'elle est vive, & de dissiper l'inflammation par les saignées réitérées.

Mais dès que la douleur sera fort diminuée, & que les évacuations seront bilieuses, on purgera le malade, en choisissant les purgatifs les plus doux; ainsi, on donnera aux Pauvres une prise de Pilulles universelles purgatives, proportionnée à leur âge, &c. On la mettra en poudre, & on fera un bol avec un peu d'huile. Le Malade l'avalera dans du pain à chanter, ou délayée dans deux cuillerées de ptisane, & il en boira un verre par-dessus. Si cette dose ne commençoit pas à opérer deux heures après que le malade l'aura avalée, on lui en redonneroit une demi-prise de la même maniere. On doit en général purger plus tard dans cette espece de fiévre, que dans les autres : on doit choisir des purgatifs doux, & l'on ne doit jamais se servir de vomitif; car l'expérience nous apprend, qu'une douleur dans le foye fort diminuée, devient très-vive, quand on purge trop-tôt, ou qu'on employe des purgatifs trop vifs : la connoissance de l'économie animale nous en découvre la cause; nous la marquerons dans le Traité que nous donnerons pour les Etudians en Médecine; il faut donc s'en tenir à l'usage des remédes marqués ci-dessus, & surtout des saignées réitérées, non-seulement jusqu'à ce que les humeurs soient fondues?

& que la bile coule, & qu'il y ait des intervalles de tems assez longs, où la fiévre soit très-modérée, comme dans les autres fiévres, mais on doit encore suspendre le purgatif, jusqu'à ce que la douleur soit très-calmée, & presque dissipée.

On fera bien de donner au Malade une prise de poudre de corail anodine, le soir qu'il aura été purgé, & plusieurs heures après que l'effet du purgatif sera tout-à-fait fini. Si cependant le purgatif avoit réveillé la douleur, & qu'elle fût vive, il faudroit saigner le malade auparavant, & on ne lui donnera la poudre de corail anodine que trois ou quatre heures après la saignée.

Dès qu'on aura commencé à purger le Malade, on continuera à lui donner un purgatif de deux ou trois jours l'un, pourvû que la douleur ou la fiévre n'augmente pas, ou que les urines ne deviennent pas plus rouges, & trop foncées. Dans tous ces cas il faut suspendre le purgatif, & s'en tenir aux bouillons, aux apozèmes, &c. & saigner le Malade, selon que la vivacité de la douleur & la grandeur de la fiévre l'exigeront.

On placera toujours le purgatif dans le tems où il y a moins de fiévre, & on le donnera assez tôt pour que son effet soit fini, ou prêt de l'être, avant que le redoublement suivant commence.

Quand on a donné de la Poudre de corail anodine, ou un autre narcotique, on ne peut faire prendre un purgatif que huit ou dix heures après, parceque l'effet du purgatif seroit trop retardé par le narcotique. C'est pourquoi on évite de donner un narcotique quand on doit purger; mais on fera bien d'en donner un après l'effet du purgatif, pourvû que la fiévre ne soit pas trop vive.

Dans les jours qu'on ne purge pas les Malades, on continue l'usage des bouillons & des apozèmes, aux heures marquées. On les fait boire beaucoup de ptisane. On leur donne des lavemens d'eau pendant les redoublemens. On les saigne quand la force de la fiévre ou la vivacité de la douleur le demande. On leur donne un lavement purgatif, après que le redoublement est fini. Une demie heure après ils prennent un bouillon, & une heure & demie ou deux heures apres le bouillon, ils avalent de la poudre de Corail anodine, ou un autre narcotique. On cesse de leur en donner lorsque la vivacité de la douleur ne l'éxige plus, parce que ce reméde suspend les sécrétions & les évacuations. On diminue la dose de la poudre de Corail anodine, ou on en cesse l'usage, lorsque le malade est fort abatu & affoibli.

On continue ainsi jusqu'à ce que le Malade soit guéri. S'il lui reste un leger mouvement de fiévre périodique, après que la douleur est presque tout-à-fait dissipée, & que les urines sont devenues belles & abondantes, on a recours aux préparations du Quinquina, & on les donne comme il est marqué dans les Mémoires des fiévres continues simples, & des fiévres inflammatoires.

Si pendant le cours de la maladie, le Malade devient assoupi, ou s'il a une grande propension au sommeil, ou s'il rêve, on cessera sur le champ l'usage de la poudre de Corail anodine, ou de tout autre narcotique, on s'en tiendra aux apozèmes, bouillons, &c. & on saignera le Malade à la gorge, si l'on peut, ou bien on lui sera une saignée à un des pieds, pourvû cependant qu'il ait été saigné auparavant cinq ou six fois du bras. On aura recours aussi à la saignée du pied, si celle de la gorge ne diminuoit pas assez promptement la propension au sommeil, ou l'assoupissement, &c.

Lorsqu'il survient au Malade une toux fréquente, ou que les crachats sont fort rouillés, qu'il ressent de la douleur à un des côtés de la poitrine, pour lors on réitere les saignées du bras, & on en fait deux ou trois à cinq ou six heures d'intervalle. On cesse l'usage des apozèmes, & on donne à la place, une heure & demie après chaque bouillon, une prise de l'Opiat marqué. Le Malade boira par-dessus, deux tassées d'une légere infusion de feuilles de Bourroche, de Buglose, ou de feuilles de bouillon-blanc. On observe au reste tout le régime marqué. Si le malade tousse souvent, qu'il ne crache pas beaucoup; si sa toux est séche, ou si ses crachats sont séreux, on lui donne de la Poudre de Corail anodine, comme il est marqué, pour calmer la toux & la douleur; mais s'il crache abondamment, si ses crachats sont épais & gluans, ou s'il est oppressé, on ne lui donne ni Poudre de Corail anodine, ni aucun autre narcotique, de peur de supprimer cette évacuation, à moins que la douleur ne fût extrêmement vive.

S'il arrive pendant le cours de la maladie un dévoyement séreux ou glaireux, on cesse l'usage des apozèmes, on fait boire au malade une ptisane différente, marquée à la fin de ce Mémoire: on ne donne plus de lavemens purgatifs, on s'en tient aux simples lavemens adoucissans; on fait toujours des saignées suivant que la vivacité de la fiévre & la douleur le demandent. On donne le soir une prise de Poudre de Corail anodine ou de Thériaque.

Lorsque ce dévoyement sera un peu calmé, que la douleur du foye sera fort diminuée, & que la fiévre sera fort modérée, on purgera le Malade avec le Catholicon double, & la Manne, ou le Rapontic, comme il est marqué dans le Mémoire des fiévres inflammatoires du poulmon.

Si le dévoyement est bilieux, & qu'il ne soit pas accompagné de douleur de colique, on se gardera bien de l'arrêter; car cette évacuation est salutaire: ainsi on ne donnera ni Thériaque, ni Poudre de Corail anodine. On ne mettra rien dans les bouillons & ptisanes qui puisse le suspendre. On se contentera de ne pas l'augmenter par les apozèmes, qu'on supprimera aussi bien que les lavemens purgatifs, & on ne purgera qu'après que la bile aura coulé quelques jours. Si son écoulement cessoit ou diminuoit brusquement, on le rappelleroit par l'usage des apozèmes, & des lavemens purgatifs.

Bouillons.

Les bouillons seront faits, comme il est dit dans les Mémoires des fiévres continues simples, & des fiévres inflammatoires du poulmon : on y jettera du ris ou des lentilles, lorsqu'il y aura du dévoyement.

Ptisane.

La ptisane sera faite avec le Chiendent, & la racine de Chicorée sauvage, & on fera fondre dans chaque pinte de cette ptisane, un gros de Sel admirable de Glauber, ou Crystal minéral, ou de Nitre purifié.

Lorsqu'il y aura de la toux, on fera les ptisanes avec le Chiendent, & racine de petit Houx, si on en peut avoir. Sur la fin, on y jettera un peu de racine de Guimauve; on pourra y ajouter sur chaque pinte un scrupule seulement de Nitre purifié.

Lorsqu'il y a un dévoyement séreux sans toux, on se sert de cette derniere ptisane, en retranchant le Nitre purifié, & on y ajoute deux gros de corne de cerf calcinée, ou l'on se sert de la ptisane faite avec la mie de pain, ou le ris, &c. marquée dans le Mémoire des fiévres continues.

Dans ces mêmes cas, on fait les lavemens avec la décoction de feuilles de Mauve, de Guimauve, & de Bouillon blanc, ou avec la décoction de son, & de graine de Lin, ou avec de l'eau, & un peu de beurre, ou un jaune d'œuf.

Apozèmes.

Ils seront faits avec les feuilles de Scolopendre, & de Chicorée sauvage, de chacune une poignée, hachées menu, le tout bouilli deux ou trois minutes dans un pot de terre, avec une pinte d'eau : ensuite on le passera à travers un linge, avec une forte expression, & on y fera fondre deux gros ou trois gros de Sel admirable de Glauber, selon que le ventre sera plus ou moins libre, & que les urines seront plus ou moins abondantes.

Lorsqu'il y a de la toux, on ne donne point d'apozèmes, comme je l'ai dit, & on se sert de l'Opiat suivant.

Lorsqu'il y a un dévoyement, on supprime les apozèmes, & l'on donne à la place par-dessus l'Opiat une tassée de la seconde ptisane marquée ci-dessus, ou deux tassées d'infusion de feuilles de Bourroche & de Buglose, ou fleurs de bouillon blanc.

Opiat.

Prenez blanc de baleine un demi-gros; cassonade ou sucre gris un gros; Diaphorétique minéral, un gros; Nitre purifié, un scrupule; le tout bien broyé ensemble, & incorporé avec une suffisante quantité de syrop de Guimauve, pour former un Opiat de consistence molle, que l'on partagera en trois prises.

Lorsqu'il y a un dévoyement, on ajoute à cet Opiat un gros de corne de cerf calcinée, & l'on retranche le Nitre purifié.

De la Fiévre inflammatoire des intestins.

Cette fiévre se distingue des autres par la tension, la chaleur ardente, & la douleur de tout le bas ventre. On doit la traiter comme la fiévre inflammatoire du foye, avec cette différence :

1°. Qu'on fera les premieres saignées encore plus près les unes des autres, ne laissant entre chacune, que trois ou quatre heures d'intervalle.

2°. Qu'on ne doit pas donner des lavemens purgatifs, que la douleur & la tenſion du bas-ventre ne ſoient fort diminuées.

3°. Qu'on ne mettra point de ſel de Glauber, ni aucuns autres ſels dans les apozèmes, & qu'on mettra des cataplaſmes ſur le bas-ventre, ou bien qu'on le couvrira de molton ou de groſſe flanelle, trempées dans une décoction de bouillon blanc, & qu'on les appliquera les plus chaudes que le Malade pourra les ſoutenir. On les exprimera avant de les mettre ſur le bas-ventre du Malade.

Si les douleurs ſont vives, ou qu'il ait un dévoyement ſéreux, on donnera de la Poudre de Corail anodine, ou un autre narcotique, après que le Malade aura été ſaigné quatre ou cinq fois ; mais ſi les évacuations ſont bilieuſes, on ſe donnera bien de garde de les arrêter par la Poudre de Corail anodine, ou par quelqu'autre narcotique.

Il ne faut pas purger que la tenſion & la douleur du bas-ventre ne ſoient ceſſées, ou extrêmement diminuées. On ſe ſervira pour purgatifs des Pilulles univerſelles purgatives, comme il eſt marqué dans le Mémoire de leur uſage, ou de Caſſe, de Manne & de Sel végétal.

Les ſaignées du bras faites à peu de diſtance les unes des autres, & répétées tant que la douleur & la tenſion ſubſiſtent, jointes à la diette, à lagrande boiſſon, aux lavemens adouciſſans, & aux narcotiques, tel que la Poudre de Corail anodine, &c. placée, comme il eſt dit, ſont les ſeules remédes capables de guérir cette maladie.

Les purgatifs ne doivent être placés qu'après que l'inflammation eſt entiérement diſſipée.

Lorſque les Malades attaqués de fiévres inflammatoires du foye & des inteſtins n'ont point averti dès le commencement, il faut réparer le tems perdu par une manœuvre encore plus rapide ; ainſi on mettra les

Malade à une diette encore plus févere, ne leur donnant du bouillon pendant un ou deux jours que de six heures en six heures ; & on fera les premieres saignées plus grandes & plus près les unes des autres, si les forces du Malade le permettent.

METHODE

SUIVANT LAQUELLE LES personnes charitables doivent traiter les Pauvres de la campagne attaqués de Dyssenteries.

LEs accidens qui caractérisent la Dyssenterie, sont si différens de ceux qui accompagnent les autres maladies, qu'il n'est pas difficile de la distinguer. Les personnes qui en sont attaquées, se plaignent de tranchées, c'est-à-dire, de douleurs vives dans les intestins. Elles ont de fréquentes envies d'aller à la garde-robe. Leurs évacuations sont très-médiocres, & elles ne rendent pour l'ordinaire que des muscosité fort épaisses, lesquelles sont quelquefois mêlées avec très-peu d'excrémens. La couleur de ces muscotiques varie. Elles sont quelquefois blanches, & d'autres fois brunes & verdâtres, mêlées de sang, & quelquefois de pus, sur-tout lorsque la maladie a été négligée dans le commencement.

Cette maladie est causée par une inflammation dans une partie du canal intestinal. Cette inflammation dépend, comme celle des autres parties, de l'engorgement des glandes de l'endroit enflammé : & leur engorgement est une suite de l'épaississement de l'humeur qui doit s'y filtrer. Cet épaississement est ordinairement causé par un chile indigeste & trop épais, suite ordinaire des mauvaises digeſtions : l'eſtomach & les inteſtins ſe trouvent auſſi farcis de pareilles humeurs épaiſſies & glaireuſes.

Il ſuit de ces principes qu'on ne peut guérir les dyſſenteries. 1°. Qu'on ne donne plus de fluidité aux humeurs épaiſſies & engorgées dans les glandes, afin qu'elles puiſſent être évacuées. 2°. Qu'on n'évacue les humeurs qui ſe ſont amaſſées dans l'eſtomach & dans les inteſtins, & qui corrompent les alimens ou bouillons, &c.

L'Hipécacuanha eſt de tous les remédes connus juſqu'à préſent, celui qui remplit le plus parfaitement ces deux indications.

Car 1°. pluſieurs expériences nous aſſurent qu'il fond, & qu'il diviſe puiſſamment la lymphe inteſtinale trop épaiſſie, pourvû qu'il ſéjourne âſſez de tems dans l'eſtomach, pour que ſa partie réſineuſe y ſoit diſſoute, & puiſſe enſuite paſſer dans le ſang. 1°. Il eſt conſtant qu'il fait vomir, & qu'il purge par en bas ; ainſi il convient pour évacuer les humeurs contenues dans les premieres voyes.

Lorſqu'on n'a d'autre vue que de faire vomir, & de purger, il ſuffit de donner l'Hipécacuanha dans une doſe convenable à l'âge, aux forces, & au tempérament du Malade, comme il eſt marqué dans le Mémoire de ſon uſage ; mais quand on veut qu'il agiſſe en fondant & diviſant la lymphe inteſtinale engorgée dans les glandes, il faut adoucir ſon action, & diminuer la ſenſibilité des membranes de l'eſtomach. Sans ces précautions, ce reméde ne pourroit y reſter aſſez de tems, pour que ſa partie réſineuſe en fût extraite, & pour qu'elle pût enſuite paſſer dans le ſang, & diviſer l'humeur engorgée dans les glandes des inteſtins.

On diminue la vivacité de l'action de ce reméde, en ne le donnant qu'en de très-petites doſes, & en l'aſſociant avec des calmans ou d'autres remédes qui brident ſon action, comme nous le marquerons à la fin de ce Mémoire.

D'un autre côté, on affoiblit la ſenſibilité des fibres de l'eſtomach, en les rendant plus ſouples, & en diminuant la trop grande tenſion où elles ſont toujours dans cette maladie. On ne peut leur donner cette ſoupleſſe qu'en débarraſſant les glandes engorgées, & déſempliſſant les vaiſſeaux ſanguins, dans leſquels la circulation ſe fait d'autant plus lentement qu'ils ſont plus comprimés par les glandes engorgées,

Lorſque la fiévre eſt médiocre, & que le ventre n'eſt ni tendu, ni fort douloureux, que les tranchées ne ſont pas fort vives & fort fréquentes, qu'il n'y a pas beaucoup de ſang dans les matieres que le Malade rend, & que les glaires ne ſont pas d'un verd noir, pour lors les vaiſſeaux ſanguins ne ſont pas fort gonflés,& l'engorgement des glandes n'eſt pas fort conſidérable; ainſi, il ſuffira de ſaigner une fois le Malade d'un des bras : on pourra même éviter la ſaignée, ſi les Malades ſont fort exténués, ou s'ils ont vécu long-tems de légumes, ou d'autres alimens qui ne forment qu'un chyle épais, chargé de parties terreſtres, ou s'ils ſont dans des pays ou ils ne boivent pas ſouvent de vin. On mettra les Malades aux bouillons pour toute nourriture ; ils ſeront faits, comme nous le marquerons à la fin de ce Mémoire. On leur en donnera un de trois heures en trois heures, ou de quatre heures en quatre heures. Une heure & demie ou deux heures après chaque bouillon, ils prendront une priſe de Pilulles d'Hipécacuanha, ou à leur défaut une priſe de l'Opiat avec l'Hipécacuanha marqué à la fin de ce Mémoire, en proportionnant chaque priſe à l'âge, la force, le tempéramment des Malades, &c. On réitérera cette priſe de Pilulles ou d'Opiat trois ou quatre fois par jour. Les Malades boiront pardeſſus chaque priſe de Pilulles, ou d'Opiat, une taſſée de ptiſane, & ils en boiront outre cela ſouvent entre les bouillons & les prises d'Hipécacuanha. On leur donnera toutes les six heures un des lavemens adoucissans, marqués à la fin de ce Mémoire, & on leur fera prendre tous les soirs, une heure & demie ou deux heures après qu'ils auront pris du bouillon, une prise de la Poudre de Corail anodine, selon le Mémoire de son usage.

En continuant ce régime pendant deux jours, on fait ordinairement une assez grande fonte dans la muscosité intestinale, on diminue suffisamment la tension de toutes les parties solides, pour pouvoir placer le troisiéme jour avec succès, un purgatif, qui évacue les humeurs contenues dans les premieres voies, & une partie de cette muscosité qui étoit engorgée dans les glandes; ainsi on donnera aux Malades le troisiéme jour de ce régime, une prise de la Poudre d'Hipécacuanha, proportionnée à leur âge, à leurs forces, &c. comme il est marqué dans le Mémoire de son usage; ils boiront pardessus une tassée de ptisane, & deux ou trois heures après ils avaleront un bouillon. On continuera ensuite à leur en donner à l'ordinaire. Ils prendront dans l'après-midi, un lavement adoucissant, & ils avaleront le soir une prise de la Poudre de Corail anodine.

Ils recommenceront le jour suivant l'usage des Pilulles, des lavemens, & de la Poudre de Corail anodine, comme il est marqué ci-dessus; ce qu'ils continueront deux jours, ensuite on les repurgera avec une dose de la Poudre d'Hipécacuanha, proportionnée à son âge, à ses forces, &c. L'on continuera ainsi jusqu'à ce que la dyssenterie soit tout-à-fait guérie, ayant soin de faire boire souvent les Malades pendant tout le cours de la maladie.

Lorsque la dyssenterie est accompagnée d'une fiévre vive, de tranchées aiguës, que le ventre est tendu, & fort douloureux, que les glaires sont fort épaisses, & d'un verd noir brun, & mêlées de beaucoup de sang, pour lors les préparations qui doivent précéder l'usage de l'Hipécacuanha sont plus grandes, parce que la tension inflammatoire est plus considérable.

On mettra le Malade au bouillon ; on le fera boire beaucoup, & on lui donnera des lavemens de six heures en six heures, comme il est marqué : on lui fera deux saignées du bras, à huit heures de distance l'une de l'autre. On lui donnera le soir une prise de la Poudre de Corail anodine.

Si le lendemain matin la fiévre n'est pas fort diminuée ; & qu'il n'y ait pas de modération dans les accidens marqués ci-dessus, on lui fera encore une saignée ; & on la réitérera dans l'après-midi, s'il n'y a pas de soulagement, & que la fiévre ne soit pas diminuée.

On continuera l'usage des bouillons, des lavemens, de la boisson & des saignées, comme nous l'avons dit, jusqu'à ce que la fiévre soit un peu modéré, donnant tous les soirs une prise de la Poudre de Corail anodine, pourvu que le Malade ne soit point trop assoupi, ou qu'il n'ait point de délire.

Après que le Malade aura été saigné trois ou quatre fois, & que les vaisseaux seront suffisamment désemplis, on lui donnera une prise de Pilulles d'Hipécacuanha proportionnée à son âge, à ses forces, &c. On laissera toujours trois ou quatre heures d'intervalle entre chaque prise, qu'on placera à une heure & demie ou deux heures de distance des bouillons. On lui en donnera ainsi quatre, cinq ou six fois par jour, si l'on peut. On continuera ce régime deux ou trois jours, pour fondre la muscosité intestinale engorgée dans les glandes. On donnera tous les jours des lavemens adoucissans, & la Poudre de Corail le soir.

L'usage de ces Pilulles ne doit pas empêcher de saigner le malade, si la fiévre ou la douleur le demandent.

Dès que la fiévre & la tension du ventre sont diminuées, que les tranchées sont moins vives, & sur-tout, lorsque les évacuations sont un peu moins glaireuses ou moins mêlées de sang, pour lors on purge le Malade avec une prise de Poudre d'Hipécacuanha proportionnée à son âge, à ses forces, &c. Il boira pardessus une tassée de ptisane, & deux ou trois heures après, il prendra un bouillon. On continuera ensuite les bouillons & la ptisane à l'ordinaire. On lui donnera dans l'après-midi un lavement adoucissant, & le soir la Poudre de Corail anodine.

Le Malade recommencera le lendemain l'usage des Pilulles, des lavemens, & il prendra le soir la Poudre de Corail anodine, comme il aura déja fait. Il continuera deux ou trois jours l'usage des Pilulles. Pendant ce tems-là, on le fera saigner du bras, si la vivacité de la fiévre le demande. On le purgera le troisiéme jour avec une prise de Poudre d'Hipécacuanha.

Le lendemain il prendra des Pilulles, ou de l'Opiat d'Hipécacuanha pendant deux jours. Le troisiéme il sera repurgé avec une prise d'Hipécacuanha, On continuera ainsi à lui donner des Pilulles pendant deux ou trois jours, & à le repurger avec l'Hipécacuanha, le troisiéme ou le quatriéme jour, jusqu'à ce qu'il soit parfaitement guéri, observant de lui donner tous les jours des lavemens adoucissans, & de la Poudre de Corail le soir.

Si par quelque accident la fiévre devenoit plus forte, ou si l'effet des vomitifs & des purgatifs augmentoit la tension & la douleur du ventre, ou enfin si les tranchées étoient plus vives, ou s'il y avoit plus de sang dans les matieres; pour lors il faudroit nécessairement recourir à la saignée, & ne donner que des Pilulles, ou de petites doses d'Hipécacuanha en Opiat, jusqu'à ce que les accidens fussent fort diminués.

La guérison de cette maladie s'annonce non-seulement par la diminution de la fiévre, & des autres accidens, mais principalement par le caractere des évacuations: elles deviennent d'abord moins glaireuses, les muscosités sont moins épaissies & plus blanchâtres, elles acquierent ensuite une couleur jaunâtre; enfin, elles se fondent de plus en plus; la quantité de sang diminue, & s'efface, & on observe dans les évacuations, des matieres bilieuses fondues, & en consistence de purée jaune ou grise. Lorsque les évacuations ont acquis ce caractere de purée, on peut être sûr d'une prochaine guérison, pourvu qu'il ne fasse aucun dérangement dans le régime; car ce caractere des évacuations marque que la fonte est faite, & que les glandes se dégorgent. On commencera pour lors, ou à diminuer la dose des Pilulles, ou à en donner moins souvent. On éloignera aussi les purgations avec l'Hipécacuanha; mais on donnera toujours les lavemens adoucissans, & le soir, la Poudre de Corail anodine, jusqu'à ce que le Malade soit guéri.

Il arrive quelquefois dans les fortes dyssenteries, & sur-tout dans celles qui ont été négligées dans le commencement, qu'une portion de la membrane interne des intestins tombe en suppuration, & qu'elle se détache: on en voit dans les évacuations de ces portions assez longues, fort épaisses & moulées comme le seroit une portion du tuyau. Cet accident ne doit point déranger la conduite que nous avons prescrite; il faut continuer l'usage des Pilulles, jusqu'à ce qu'il ne paroisse plus de ces membranes, ou fort peu; ensuite on purgera le Malade avec l'Hipécacuanha, comme je l'ai marqué.

Dès qu'on verra dans les évacuations ces portions membraneuses, on mêlera dans chaque lavement quinze ou vingt grains d'Hipécacuanha en poudre fine, comme il est marqué à la fin de ce Mémoire.

Lorsque les matieres sont fort bilieuses, & comme une purée, on pourra purger les personnes délicates avec une once de Catholicon double bouilli dans de l'eau, & passé; mais on purgera toujours les pauvres, & les personnes fortes avec l'Hipécacuanha.

Si les évacuations bilieuses & fondues, deviennent séreuſes, ou qu'elles ſoient trop abondantes, ou qu'elles durent trop long-tems, on ceſſera l'uſage de l'Hipécacuanha & des lavemens, & on fera bouillir dans chaque pinte de ptiſane un gros & demi de corne de cerf calcinée, ou d'os de bœuf calcinés : on mettra de la purée de lentilles dans les bouillons des Malades; & ſi cela ne ſuffit point, on leur donnera le matin & l'après-midi un demi gros de confection d'Hyacinthe, ou un demi-gros de corne de cerf calcinée en poudre, délayée dans un peu de bouillon, ou de ptiſane; on leur fera prendre outre cela tous les ſoirs, une priſe de Poudre de Corail anodine.

Si pendant le cours de la dyſſenterie, le Malade ſent des aigreurs, c'eſt-à-dire, des rapports aigres, ſur-tout après avoir pris du bouillon, on lui fera avaler vingt grains de craye blanche, ou de craye de Briançon en poudre, délayée dans deux ou trois cuillerées de bouillon.

S'il reſte au Malade quelque mouvement de fiévre périodique, après que la dyſſenterie ſera guérie, on mettra en uſage le Quinquina préparé de la maniere ſuivante; mais il ne faut jamais le donner, que la dyſſenterie ne ſoit tout-à-fait guérie.

Lorſque la fiévre qui accompagne la dyſſenterie, eſt fort vive, on ne donne point les Pilulles, ni l'Hipécacuanha dans le fort des redoublemens; on attend qu'ils ſoient diminués. On ne doit jamais donner l'Hipécacuanha à forte doſe, & comme purgatif, que la fiévre ne ſoit fort modérée.

Si malheureuſement la dyſſenterie eſt accompagnée d'une fiévre continue, qui porte à la tête, & qui jette le Malade dans l'aſſoupiſſement, ou dans le délire, il ne faudra pas donner de Poudre de Corail anodine; on s'en tiendra aux lavemens, à la boiſſon, aux ſaignées : & ſi après deux ou trois ſaignées du bras, faites à huit ou dix heures de diſtance les unes des autres, la tête ne ſe trouve pas fort débarraſſée, on fera faire une ou deux ſaignées de la gorge ; & ſi on ne les peut faire, on ſaignera au pied.

Lorſque les accidens de la tête ſeront bien diſſipés, on pourra reprendre l'uſage de la Poudre de Corail anodine, ſuppoſé que les tranchées ſoient fort vives ; mais on n'en donnera d'abord que le tiers, ou la moitié de la doſe ordinaire, qu'on augmentera, ſi cette petite doſe ne procure pas au Malade un calme ſuffiſant, & aſſez de diminution dans les accidens. Si au contraire une petite doſe jettoit le Malade dans un aſſoupiſſement trop long & trop profond, on n'en donneroit plus.

Nous répétons encore ici, qu'il eſt néceſſaire de mettre les Malades à une diette tres-ſévere, & de faire les ſaignées très-proches les unes des autres, quand on n'a pas été averti dès le commencement de la maladie.

Maniere de faire les Bouillons.

Prenez trois livres de rouelle de veau, la moitié d'une volaille écorchée, & coupée en quatre. Faites bouillir le tout dans un pot de terre, avec trois pintes d'eau, (meſure de Paris) réduites à deux pintes, c'eſt-à-dire, ſix livres d'eau réduites à quatre, pour cinq ou ſix bouillons.

Bouillons pour les Pauvres.

Les bouillons pour les pauvres ſeront faits avec un poulmon de veau, ou de mouton, ou les iſſues, c'eſt-à-dire, les extrémités de ces animaux : & les bouillons des malades qui ſont dans une extrême miſere, ſeront faits de la maniere ſuivante.

Prenez un demi-quarteron, ou tout au plus un quarteron de beurre frais, & à ſon défaut de beurre ſalé qu'on aura fait deſſaler dans de l'eau ; faites-le rouſſir dans une poële ou un poëlon bien écuré ; enſuite vous y ajouterez peu-à-peu un quarteron de fleur de farine, ou de ris en poudre fine : remuez bien le tout avec une cuilliere de bois, jusqu'à ce que la farine ou le ris soient roussis & bien cuits; ensuite vous verserez l'à-dessus deux pintes d'eau bouillante, (mesure de Paris) : vous ferez bouillir le tout pendant un demi-quart d'heure ; après vous le retirerez du feu, & vous le garderez dans un pot de grès ; cette quantité peut servir pour quatre ou cinq bouillons. A chaque fois qu'on en donnera au Malade, on remuera avec une grande cuilliere tout ce qui est dans le pot, afin de bien mêler une espece de bouillie qui se dépose au fond : on peut délayer une ou deux fois par jour, un jaune d'œuf frais dans un de ces bouillons.

Ptisane.

La boisson des Malades attaqués de la dyssenterie, sera faite avec le Chiendent & la racine de Guimauve, ou bien ils useront pour boisson, d'une eau de ris fort légere.

Lavemens adoucissans.

Prenez une demie poignée de graine de Lin, jettez-la dans une pinte d'eau bouillante, retirez le pot du feu, & laissez réfroidir le tout, & le passez.

Prenez une demie livre de cette décoction tiéde, c'est-à-dire, un demi-septier, (mesure de Paris) mêlez-y un ou deux jaunes d'œufs délayés dans un peu d'eau tiéde : donnez ce lavement au Malade.

On fait encore des lavemens avec de la fressure de mouton, qu'on fait bouillir dans de l'eau, jusqu'à ce qu'elle soit bien grasse ; on se sert de cette eau pour des lavemens.

Les pauvres peuvent faire des lavemens en faisant fondre une once ou une once & demie de suif de chandelle dans un demi-septier d'eau chaude.

Lorsque les tranchées sont extrêmement vives, on se servira des lavemens suivans.

Prenez une pincée de graine de Lin, le poids de deux gros de tête de Pavot blanc brisé par morceaux ; faites les bouillir dans un pot de terre, avec trois demi-ſeptiers d'eau, (meſure de Paris) réduite à une chopine ; enſuite on paſſera le tout, & on le partagera en deux lavemens.

Si les glaires ſont fort épaiſſes, & d'un verd brun, ou mêlées de beaucoup de ſang, ou s'il y a du pus mêlé avec les glaires, ou ſi le Malade rend des portions de la membrane interne des inteſtins, on délayera dans chaque lavement, fait avec cette décoction, quinze ou vingt grains d'Hipécacuanha en poudre fine.

Les lavemens qu'on donne dans cette maladie, ne doivent jamais être que la moitié d'un lavement ordinaire ; ainſi ils ne doivent remplir que la moitié de la ſeringue : s'ils étoient entiers, le Malade ne pourroit les garder ; cependant il eſt eſſentiel que chaque lavement reſte au moins un petit quart-d'heure, & plus long-tems, s'il eſt poſſible : la même raiſon engage d'avoir attention qu'ils ſoient ſimplement tiédes, & point du tout chauds.

Quand les Malades ne peuvent retenir les lavemens, on entoure le canon d'étoupes, & en retirant le canon, on pouſſe l'étoupe vers le fondement avec la main, & on tient le fondement ainſi bouché le plus long-tems qu'il eſt poſſible.

Opiat d'Hipécacuanha.

Prenez ſix grains d'Hipécacuanha en poudre, une priſe entiere de Poudre de Corail anodine : mêlez le tout enſemble, & en faites un Opiat, avec un peu de ſyrop, ou d'eau de miel, qu'on partagera en douze priſes. On en donnera au Malade, ſelon l'âge & le tempéramment, c'eſt-à dire, que les enfans en prendront une demie-priſe à chaque fois; ceux qui ſont au-deſſus de quatre ans, & au-deſſous de dix ans, en prendront une priſe entiere. On en donnera deux priſes à la fois aux jeunes gens qui ſont au-deſſus de douze ans, & au-deſſous de quinze : & les Malades qui ſont dans un âge plus avancé, en prendront trois ou quatre prises à chaque fois, selon leur force, & leur tempérammment. On réitérera ces prises d'Opiat cinq ou six fois par jour, lorsque la dyssenterie est considérable, comme nous l'avons dit.

Ptisane de Quinquina.

Prenez une once de Quinquina coupée par gros morceaux; le poids de deux gros de tête de Pavot blanc coupé par morceaux; deux de corne de cerf calcinée; faites bouillir le tout dans un pot de terre, avec cinq demi-septiers d'eau, (mesure de Paris) réduits à une pinte : ensuite on le passera.

On en donne au Malade un petit gobelet de quatre heures en quatre heures, entre les nourritures, dans le cas que nous avons dit : on commencera à la fin d'un redoublement : on cesse d'en donner dès qu'un autre redoublement reparoît, & on recommence dès qu'il est fini, comme nous l'avons marqué dans le Mémoire des Fiévres continues simples.

METHODE

SUIVANT LAQUELLE LES *personnes charitables doivent traiter les Pauvres de la Campagne attaqués de l'Hydropisie, nommée Leucophlegmacie.*

ON donne le nom d'Hydropisie à toute maladie, dans laquelle l'humeur séreuse est épanchée hors de ses vaisseaux. On indique par différens noms, le lieu ou la sérosité s'est épanchée : lorsqu'elle est répandue dans la cavité des ventricules du cerveau, on l'appelle *Hydrocéphale*, ou Hydropisie du cerveau.

On donne le nom d'Hydropisie de poitrine, à celle qui dépend d'un épanchement de sérosité dans la cavité de cette partie.

Lorsque l'épanchement s'est fait dans la cavité du bas-ventre, cette Hydropisie s'appelle *Ascite*.

Enfin, on nomme *Leucophlegmacie*, l'épanchement de sérosité fait dans les céllules graisseuses, ou dans le tissu célulaires des membranes; mais lorsque cet épanchement n'occupe que quelques parties du corps, par exemple, les bras ou les jambes, &c. on le nomme *Œdème*.

Les épanchemens faits dans les cavités de la tête, de la poitrine, ou du bas ventre, sont ordinairement causés par des obstructions formées depuis du tems dans les glandes de ces parties. On conçoit clairement que ces glandes engorgées & gonflées pressent les vaisseaux lymphatiques, qu'elles rétrécissent leur cavité, & qu'elles interrompent le cours de la lymphe. Pour lors cette liqueur ne pouvant traverser aisément les vaisseaux dans lesquels elle est poussée, elle les distend; elle les creve dans quelques endroits, ou elle en écarte les mailles, & s'ouvre par ce moyen un passage dans quelques-unes des cavités marquées ci-dessus.

L'épanchement de sérosité qui ne se fait que dans le tissu cellulaire des membranes, ou dans les cellules graisseuses, c'est-à-dire, la *Leucophlegmacie*, ou l'*Œdème*, ne dépend pas pour l'ordinaire de causes aussi considérables, & aussi difficiles à détruire. Il n'est le plus souvent causé que par l'épaississement des liqueurs, ou par des engorgemens légers & nouveaux dans quelques glandes, ou par le défaut de ressort des parties solides: la circulation des liqueurs se fait alors lentement dans tous les petits vaisseaux, & sur-tout dans les vaisseaux lymphatiques. La sérosité des liqueurs qui y séjournent s'en sépare, & se répandant dans les cellules voisines, cause la *Leucophlegmacie*, ou l'*Œdème*.

Tous les épanchemens de sérosité qui se font dans les cavités de la tête, de la poitrine ou du bas-ventre, demandent trop de régime, & une trop longue suite de remédes, pour qu'on puisse traiter chez eux les pauvres & les paysans qui en sont attaqués. Il faut nécessairement les envoyer dans des Hôpitaux; ainsi je ne parlerai point de ces sortes d'Hydropisies, & je ne proposerai que les remédes convenables aux pauvres & aux paysans qui sont attaqués de *Leucophlegmacie* ou *d'Œdème;* parce que les maladies se guérissent assez souvent en peu de tems, par le secours des purgatifs & des ptisanes apéritives & diurétiques.

Entre les différens purgatifs, il y en a qui évacuént plus abondamment les sérosités épanchées; ainsi on doit les préférer: mais ces purgatifs & ces ptisanes n'auroient pas le succès qu'on en doit attendre, si elles n'étoient données avec méthode. C'est elle que je vais exposer.

Lorsqu'en appuyant les doigts dessus quelque partie gonflée sans être rouge, il s'y forme un creux qui se releve ensuite insensiblement, il est certain qu'il y a de la sérosité dans les cellules graisseuses de cette partie.

Pour lors on commencera à faire observer au Malade le régime suivant.

On lui donnera le matin à jeun deux grands gobelets d'une ptisane appellée apéritive, marquée à la fin de ce Mémoire. Il les boira à une demie heure de distance l'un de l'autre, ayant soin de faire tiédir chaque gobelet au bain-marie.

Une heure après le second, on lui donnera un potage bien mitonné, dans lequel on mêlera un demi-gros de *Nitre fixé par le charbon*, ou autant de *Sel* de *Genest*, ou de *Sel d'Absinthe*, ou un gros de *Sel admirable de Glauber* : cependant le *Sel de Genest* est préférable aux autres; quatre heures après, on lui donnera un troisiéme verre de la ptisane apéritive. Une heure & demie après, il dînera avec un potage, dans lequel on mêlera une prise d'un des sels marqués ci-dessus, comme dans le potage du matin. Il pourra outre cela manger un œuf frais, s'il a faim, avec une ou deux mouillettes de pain.

Quatre heures après, il prendra un quatriéme verre de la ptisane apéritive. Une heure après, on lui donnera un lavement qu'on rendra purgatif, si le ventre n'est pas libre ; & une heure après, il soupera avec un potage fort mitonné, dans lequel on mêlera encore une prise d'un des Sels marqués, comme dans les autres.

On lui donnera un bouillon dans la nuit, supposé qu'il ait besoin, & on y fera bouillir légérement une poignée de cerfeuil, ou de cresson, ou d'orties piquantes.

Il boira dans la journée de la ptisane ordinaire, quand il aura grand soif : mais il s'abstiendra de boire le plus qu'il pourra, & il se contentera de se laver & de se rafraîchir souvent la bouche avec de l'eau qu'il n'avalera pas.

On continuera ainsi pendant deux jours ; ensuite on purgera le Malade avec une prise de Pilulles hydragogues, proportionnée à son âge, & à ses forces, comme il est marqué dans le Mémoire de l'usage de ces remédes.

Le Malade prendra un bouillon deux heures après avoir avalé la prise de Pilulles hydragogues ; & deux ou trois heures après il mangera son potage ordinaire.

On lui donnera trois bouillons dans la journée à quatre ou cinq heures de distanc les uns des autres. On ne lui donnera point ce jour-là de ptisane diurétique ni de lavement.

Si le purgatif n'a pas trop affoibli le Malade, ou si son enflure n'est point diminuée, ou fort amollie, on le repurgera le lendemain de la même maniere : si au contraire l'évacuation a été considérable, on recommencera le jour suivant l'usage de la ptisane apéritive, & tout le régime prescrit ci-dessus.

On repurgera le Malade le lendemain, ou deux jours après, avec les mêmes Pilulles, & le lendemain il recommencera l'usage de la ptisane apéritive, & tout le régime marqué, qu'il continuera deux jours.

On le purgera le troisiéme jour, & on suivra cette méthode jusqu'à ce qu'il soit guéri, observant d'éloigner les purgatifs, c'est-à-dire, les Pilulles hydragogues, quand il sera considérablement désenflé; car il suffira pour lors d'en donner tous les quatre, cinq ou six jours.

Lorsque l'enflure sera fort diminuée, on pourra lui donner à son dîné une aîle de poulet, ou deux côtelettes de mouton rôties, & pour lors il ne prendra point d'œufs à dîner.

S'il survient un dévoyement, on ne mettra plus aucun sel dans les potages, & on y ajoûtera de la purée de lentilles. On donnera avant chaque potage & avant chaque bouillon une prise de l'Opiat suivant.

On ne mettra pas non plus pour lors en usage la ptisane apéritive & la ptisane ordinaire : on se servira des autres ptisanes marquées à la fin de ce Mémoire. On ne purgera plus le Malade avec les Pilulles hydragogues : on lui donnera à la place, la médecine indiquée à la fin, qu'on réitérera tous les deux, trois ou quatre jours, comme il est marqué, en suivant au reste le régime prescrit.

Bouillons.

Les bouillons dont on fera les potages, seront faits avec une livre de tranche de bœuf, autant de mouton, & deux livres de veau, ou une volaille écorchée & coupée par morceaux. On peut jetter dans le pot du céleri ou des oignons blancs, ou de la racine de persil, ou des carottes ; le tout bouilli dans trois pintes d'eau, (mesure de Paris) réduites à la moitié.

Les pauvres pourront faire les bouillons avec les issues de bœuf & de mouton ; mais ils n'en feront point avec les issues de veau, parce qu'elles forment un bouillon trop collant : on jettra aussi dans le pot, de la racine de persil ou des carottes.

On rendra les bouillons diurétiques, en y faisant bouillir un moment une poignée de cerfeuil, ou de cresson, ou d'orties piquantes.

On mêlera dans chaque potage un demi-gros de Nitre fixé par le charbon, ou de Sel de Genest, ou de Sel d'Absinthe, ou un gros de Sel admirable de Glauber, comme je l'ai marqué, quand il n'y aura pas de dévoyement.

Ptisane qui doit servir de boisson ordinaire.

Prenez du Chiendent, des racines d'Asperges & de Fraisier, de chacune une demi-once; le tout lavé, épluché & coupé menu. Faites-le bouillir pendant un demi-quart d'heure, dans un pot de terre, avec deux pintes d'eau, (mesure de Paris) c'est-à-dire, quatre livres d'eau; on le passera, & on y ajoûtera, si on peut, un gros de Nitre purifié, ou un gros de Crystal minéral.

Ptisane apéritive pour prendre entre les nourritures, comme il est marqué dans le Mémoire.

Prenez racine de grande Chelidoine, d'Eryngium, autrement dit Chardon Rolan, de Persil d'Iris, Nostras, autrement dit grande Flambe, de chacun deux gros; coupez-les par petits morceaux. Versez dessus un gobelet de vin blanc, & trois gobelets d'eau bouillante. Faites bouillir le tout pendant quatre ou cinq minutes; ensuite on le laissera infuser pendant une heure sur les cendres chaudes: on le passera, & on y ajoûtera trois gros de Sel admirable de Glauber ou de Sel de Saignette. On partagera le tout en quatre prises.

Ptisane qui doit servir de boisson ordinaire à ceux qui ont le dévoyement.

Prenez racine de petit Houx & de Chiendent, de

chacune un gros, corne de cerf calcinée, ou os de bœuf calcinés, un gros; faites bouillir le tout pendant quatre ou cinq minutes dans un pot de terre, avec une pinte d'eau; ensuite on le passera.

Ptisane apéritive pour ceux qui ont le dévoyement.

Prenez racine de grande Chelidoine, de Chardon Roland, de Bardane, & d'Enula Campana, de chacune deux gros; corne de cerf calcinée, ou os de bœuf calcinés, un gros, le tout coupé ménu : faites-le bouillir dans un pot de terre, avec quatre gobelets d'eau ensuite on le passera & on y fera fondre un demi-gros de Nitre purifié, & on le partagera en quatre prises.

Opiat pour les Malades qui ont le dévoyement.

Prenez Diaphorétique minéral, craye de Briançon, corne de cerf calcinée, ou os de bœuf calcinés, de chacun deux gros; Cachou deux scrupules, Nitre purifié un gros; le tout bien broyé ensemble, & incorporé avec une suffisante quantité de syrop d'Absinthe, pour en faire un Opiat de consistence molle, que l'on partagera en dix prises.

Purgatif pour les Malades qui ont le dévoyement.

Prenez vingt grains de Rhubarbe, dix grains de Jalap, dix grains de Nitre purifié : le tout en Poudre fine, incorporé avec une suffisante quantité de syrop d'Absinthe, pour en faire un bol purgatif.

METHODE

SUIVANT LAQUELLE LES personnes charitables doivent traiter les Pauvres de la campagne attaquées des Pâles Couleurs.

LA maladie qu'on nomme vulgairement les pâles-couleurs, eſt ſi commune dans les Campagnes, elle ſe guérit ſi facilement, quand elle eſt traitée avec méthode dans le commencement, que j'ai cru devoir indiquer aux perſonnes charitables la maniere dont elles doivent traiter les jeunes filles ou femmes attaquées de cette maladie.

Elle eſt annoncée ordinairement par la pâleur du tein & des levres, par des laſſitudes dans les bras & dans les jambes, qui rendent ces perſonnes fort pareſſeuſes, de maniere qu'on a de la peine à les engager à ſe donner du mouvement; enſuite elles ne peuvent plus marcher un peu vîte, ni monter, qu'elles ne ſoient fort eſſouflées, & que le battement de leur cœur ne ſoit très violent. Elles ſe plaignent de maux de tête, de dégoût, & elles ne déſirent que des alimens ſalés, & vinaigrés, &c. Elles cherchent avidemment les fruits verds, ou autres alimens aigres. Pluſieurs même ont encore des goûts plus dépravés, & mangent du plâtre, du charbon, &c.

Ces ſymptômes ſont ordinairement accompagnés d'une ſuppreſſion ou d'une grande diminution des regles, ou de leur retardement. Il arrive cependant quelquefois qu'il n'y a nul dérangement dans les regles, ni pour le tems, ni pour la quantité.

Cette maladie dépend de l'épaiſſiſſement des liqueurs lymphatiques, & principalement de celles qui doivent ſe ſéparer par les glandes de la matrice.

L'uſage des fruits verds & acides, ou des alimens difficiles à digerrer, un air froid & groſſier, le chagrin, & quelquefois une vie trop ſédentaire, ſont les cauſes les plus ordinaires de cette maladie.

Lorſqu'on obſervera qu'une perſonne eſt attaquée des accidens marqués ci-deſſus, ou de quelques uns d'entre eux, pour lors on commencera à lui faire boire le matin à jeun, trois ou quatre gobelets de ptiſane chaude, faite avec le chiendent, & avec la racine, ou les feuilles de chicorée ſauvage : on lui en fera boire encore autant l'après-midi, quatre ou cinq heures après ſon dîné : on la mettra pendant deux ou trois jours aux bouillons & aux potages pour toute nourriture. On lui donnera tous les jours un lavement fait comme il eſt marqué à la fin de ce Mémoire.

Si les regles ſont ſupprimées, ou fort diminuées, ſans marque de groſſeſſe, ou ſi la Malade a des maux de tête violens, on lui fera une ſaignée du pied dès le premier jour de la diette, & deux jours après on la fera vomir, comme il ſera dit.

Cependant ſi la Malade eſt foible, ſi les maux de tête ne ſont pas violens, & que la ſuppreſſion ou la diminution des regles ne ſoit pas conſidérable, ni ancienne, pour lors on pourra éviter la ſaignée ; on ſe contentera de faire faire diette à la malade, de la détremper pendant deux jours, & de lui donner des lavemens, comme nous l'avons dit.

On lui fera prendre le troiſiéme jour le matin à jeun une priſe de la Poudre vomitive proportionnée à ſon âge, à ſes forces, &c. ſelon qu'il eſt marqué dans le Mémoire de ſon uſage : on lui permettra le lendemain un peu plus de nourriture à dîner. Deux ou trois jours après on la purgera avec une doſe de Poudre fébrifuge purgative

purgative, ou de Pilulles universelles purgatives, proportionnée à son âge, à ses forces, & à son tempérament, comme il est marqué dans le Mémoire de l'usage de ces remédes.

Le lendemain de cette purgation, la Malade prendra le matin à jeun, & quatre ou cinq heures aprés son dîné, une prise de l'Opiat suivant dans du pain à chanter, ou au bout d'un coûteau ou dans un peu de moële de pomme cuite; elle boira par-dessus une grande tassée d'eau un peu chaude, ou d'une infusion de feuilles de Scolopendre, ou de feuilles d'Absinthe faite comme du Thé.

Elle dînera avec les alimens les plus simples qu'elle pourra avoir; & si cela se peut, avec du potage & de la viande, & elle soupera légerement; elle aura soin de se tenir le ventre libre par des lavemens, s'il ne l'est pas naturellement; elle usera pour toute boisson, même à ses repas, de l'eau de rouille décrite ci-aprés; elle pourra cependant y mêler un peu de vin à dîner. Elle continuera pendant six semaines, ou deux mois, supposé qu'elle ne soit pas guérie plutôt. On la purgera tous les douziémes jours avec une dose de Poudre fébrifuge purgative, ou une dose de Pilulles universelles, proportionnée à son âge, à son tempérament, &c.

Il faut défendre à ces Malades de manger du fruit, du laitage, du vinaigre, & même des légumes, si elles sont en état d'avoir de meilleures nourritures.

Opiat.

Prenez limaille de fer bien fine une demi-once, gérofle en poudre un demi-gros; Poudre fébrifuge purgative deux scrupules: le tout en poudre fine, incorporé avec une suffisante quantité de miel, pour en faire un Opiat, que l'on partagera en seize prises.

La Malade ne prendra point d'Opiat les jours qu'on lui donnera médecine.

Eau de Rouille.

Prenez une livre de grosse limaille de fer, ou une livre de petits cloux; lavez-les & les exposez à l'air, pendant la nuit, sur une pierre pour les faire rouiller: mettez-les ensuite dans un pot de terre, versez dessus trois ou quatre pintes d'eau chaude; laissez le tout infuser à froid, pendant vingt quatre heures, ou quarante-huit heures: pour lors on en versera l'eau claire, & on commencera à en boire. On retirera la limaille ou les cloux du pot, qu'on fera rouiller de la même maniere, pour faire de nouvelle eau de la même façon; car les mêmes cloux & la même limaille pourront servir tant qu'ils se rouilleront bien.

Quand on veut rendre cette boisson plus efficace, on fait fondre dans quatre pintes de cette eau un scrupule de sel d'Absinthe, ou un gros de sel admirable de Glauber, que l'on met dans la cruche en même-tems que les cloux, ou la limaille.

Cette eau suffit souvent pour guérir une personne délicate qui commence à être attaquée des pâles couleurs; elle prévient cette maladie, & empêche qu'on n'y retombe: mais lorsqu'on ne met point en usage d'autres remédes que cette eau, il faut y ajouter, si l'on peut, le sel d'Absinthe, comme nous l'avons dit, & la faire continuer plusieurs mois de suite, en purgeant de tems en tems les Malades. Cette même eau est excellente dans toutes les obstructions du foye, de la ratte, & des glandes du bas-ventre. Dans ces cas il vaut mieux faire fondre dans cette eau du sel admirable de Glauber, que du sel d'Absinthe.

Lavemens.

Les lavemens qu'on donnera aux malades dont les regles ne sont point arrêtées, ou peu diminuées, seront faits avec un quarteron de miel bouilli dans une chopine d'eau, (mesure de Paris) ou avec trois ou quatre cuillerées d'huile mêlée dans pareille quantité d'eau : mais lorsqu'il y aura suppression des regles, on se servira des lavemens suivans, autant qu'on le pourra, parce qu'ils sont plus efficaces.

Prenez des feuilles d'Armoise, de Matricaire, & d'Absinthe, de chacune une petite poignée. Faites-les bouillir un moment dans un pot de terre, avec une pinte d'eau ; ensuite on la passera, & on la partagera en deux lavemens.

On mêlera dans chaque lavement, trois ou quatre cuillerées d'huile ordinaire ; & on y pourra mêler de deux ou trois jours l'un, trois onces de miel commun, ou de concombre sauvage.

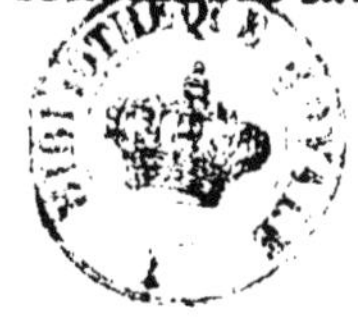

FIN.

TABLE

De ce qui eſt contenu dans cet Ouvrage.

De l'Imprimerie de la Veuve de Ph. Nic. LOTTIN, rue S. Jacques à la Vérité.

www.ingramcontent.com/pod-product-compliance
Ingram Content Group UK Ltd.
Pitfield, Milton Keynes, MK11 3LW, UK
UKHW020602180726
13838UKWH00001B/386